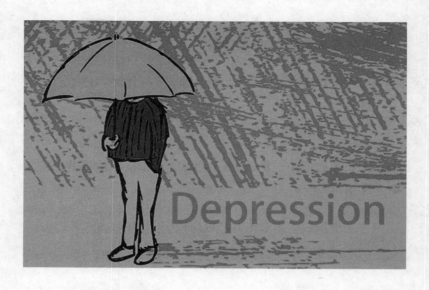

Depression

张瑞洁 编著

U0271617

别让抑郁打败你

辽海出版社

图书在版编目（CIP）数据

别让抑郁打败你 / 张瑞洁编著 . — 沈阳：辽海出版社，2017.10

ISBN 978-7-5451-4429-1

Ⅰ . ①别… Ⅱ . ①张… Ⅲ . ①抑郁症—诊疗 Ⅳ . ① R749.4

中国版本图书馆 CIP 数据核字（2017）第 249650 号

别让抑郁打败你

责任编辑：柳海松

责任校对：丁　雁

装帧设计：廖　海

开　　本：630mm×910mm

印　　张：14

字　　数：154 千字

出版时间：2018 年 5 月第 1 版

印刷时间：2019 年 8 月第 3 次印刷

出版者：辽海出版社

印刷者：北京一鑫印务有限责任公司

ISBN 978-7-5451-4429-1　　　　定　价：68.00 元

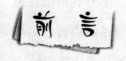

前言

此前，微博上有一个话题引起了人们的热议，这个话题就是"抑郁"。

随着社会的高度发展，我们的生活越来越富裕，但同时也产生了一个问题：我们面临的压力变得越来越大。于是，一部分人在面对压力的时候产生了心理上的问题。从 2003 年香港影星张国荣的纵身一跃，到著名主持人崔永元的抑郁症被曝光，越来越多的人"加入"了抑郁症患者的行列，让我们不得不对这个心理问题进行重新审视。

抑郁症又称抑郁障碍，以显著而持久的心境低落为主要临床特征，是心境障碍的主要类型。临床可见心境低落与其处境不相称，情绪的消沉可以从闷闷不乐到悲痛欲绝、自卑抑郁，甚至悲观厌世，可有自杀企图或行为；甚至发生木僵；部分病例有明显的焦虑和运动性激越；严重者可出现幻觉、妄想等精神病性症状。

作为一种危害性极大的疾病，它可以导致患者丧失工作和学习能力，若不进行积极有效的治疗，抑郁症状会反复发作、慢性化，造成精神残疾，给家庭和社会造成巨大的负担。另外，抑郁症患者一半以上有自杀的想法，15%~20%最终以自杀结束自己的生命。而在所有的自杀者中，60%是抑郁症和精神分裂症造成的。

国际研究表明，抑郁症的发病率为5%~10%。据研究，在人生旅途中，人们至少会患上一次抑郁症，但是患上抑郁症的人大多数"身在病中不知病"，只有25%的患者知道自己的病情。美国方面的有关研究认为，到了2020年，抑郁症将成为全世界继心脏病之后使人丧失工作能力的第二大原因。

在你的心中是否也有抑郁的情绪正在蔓延呢？

失眠、沮丧、倦怠、哭泣、没胃口、对未来没有信心、对生活提不起精神、对所有事情都失去兴趣，在遭到巨大压力、生活形态的改变后，你是否也常为这样的情绪感到困扰呢？

如果有，那么你应该重视自己的心理了。本书就是从这个角度出发，从纠正人们对抑郁症认识的种种误区开始，使人们能够正确地对待抑郁症，进而从抑郁症的常识、调节和治疗等角度出发，尽可能详尽地使人们了解抑郁症，帮助人们走出抑郁的沼泽、摆脱抑郁症的困扰。

作者

2015.6.15

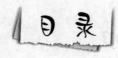

目 录

第九章　老年人的抑郁症及调节

第十章　其他抑郁心理及其调节

尾声　关怀身边的抑郁症患者

第一章　抑郁是一种能治好的病

第一节　抑郁症是心理出了问题

一、抑郁症：人类心灵的感冒

著名心理学家马丁·塞利格曼将抑郁症称为精神病学中的"感冒"。感冒，是人类的一种多发病、常见病，人的身体经常会感冒，同样，人的心理也经常会患"感冒"，不过是表现形式不尽相同罢了。专家习惯于把抑郁症称作"人类心灵的感冒"。

大约有12％的人在他们一生中的某个时期都曾经历过相当严重而需要治疗的抑郁症，尽管大部分人的抑郁症发作后不经治疗也能在3~6个月内结束，但这并不意味着当人感到抑郁时可以不用管它。在我们的生活中，充满了大大小小的挫折和失败，很多人都会经历失业、离婚、失去心爱的人或其他种种痛苦。比如，我们梦寐以求的东西，再也不存在了；我们最爱的人，再也不能回到我们身边了。每当这些时刻来临的时候，我们都会悲伤、痛苦甚至绝望。通常，由这些明确现实事件引起的抑郁和悲伤，是正常的、短暂的，有的甚至有利于个体的成长。但是，有些人的抑郁症并没有十分明确合理的外部诱因；另外一些人，虽然在他们的生活中发生了一些负性生活事件，但是，他们的抑郁症状持续得很久，远远超出了一般人对这些事件的情绪反应，而且抑郁症状日趋恶化，严重地影响了工作、生活和学习。如果是这样，那么很可能他们已经患上了当今世界第一大心理疾病——抑郁症。

抑郁，英文为 depression，中国港、台地区及大陆部分文献也翻译为抑郁。无论在汉语还是在英语中，"抑郁"都已经存在了很多个世纪。在中国古代的中医文献中，早就有"郁症"这一类别。但是今天广义上的"抑郁症"其实指的是一大类心理障碍，我们把它们统称为"情绪障碍"。情绪障碍包括许多不同的障碍，其中主要有重性抑郁症和慢性抑郁症，其他还有抑郁性神经症、反应性抑郁症、产褥期抑郁症、季节性抑郁症、更年期抑郁症，等等。狭义上的抑郁症是指重性抑郁症。国外的诊断标准已经把抑郁性神经症归于情绪障碍，而在国内的标准 CCMD-2 中，仍把抑郁性神经症和重性抑郁症区别开来。

如果非要给抑郁症下个定义，那么，可以这么说，抑郁症通常指的是情绪障碍，是一种以心境低落为主要特征的综合征。这种障碍可能从情绪的轻度不佳到严重的抑郁，它有别于正常的情绪低落。对于普通人来说，从其症状入手，是认识抑郁症的最好办法。

二、抑郁症：第一号心理杀手

抑郁症的患病率占世界人口的 5% 左右。患者常有痛苦的内心体验，认为自己是"世界上最消极、悲伤的人"，自杀率高达 12% ~14%。在自杀者中，60% 左右的人患有抑郁症，所以抑郁症被称为"第一号心理杀手"。

广州一位曾经发誓要珍惜宝贵的生命，用一切办法劝阻别人结束生命的人——陈云清，最后竟然悬梁自尽。陈云清是《珍惜生命——论中国的自杀问题》的作者。这本洋洋十万言研究自杀问题的著作，列举了大量中国古代、"文化大革命"时期和当前形形色色的自杀事件，分析了自杀的类型、性质以及应该采取的态度。他还是我国第一个防治自杀机构——广州市"培爱"防治自杀中心的组织者和负责人。

那么，陈云清为什么会走上自尽之路呢？

一位心理专家说："求生是人的本性，毁灭自己的生命，不论有多少理由，都是不正常的行为，是精神支柱崩溃的表现。"

陈云清是一位研究防治自杀问题的专家，但他的自杀，并不奇怪，因为他患有抑郁症。抑郁症是导致自杀概率最高的心理疾病。患者的情绪持久地低落，万念俱灰。病情越重，越不愿治疗，更不能指望他个人的力量战胜抑郁症，因为它是一种病；我们优越的社会主义制度，本身并不能避免这一严重社会问题的出现。目前，全世界有两亿人患有抑郁症，它可以发生在任何年龄的人身上。抑郁症常侵袭优秀人才。美国著名抑郁症问题专家史培勤说："这种疾病往往袭击那些最有抱负、最有创意、工作最认真的人。历史名人中，如牛顿、达尔文、林肯、丘吉尔……都患过抑郁症。英国王妃戴安娜，一生中患过四次抑郁症，多次自杀，心理医生为她治疗了两年。"

受煎熬于抑郁症的人，往往不知道自己得了什么病。不少的患者，长期"夜不能寐"，或陷入原因不明的突发性睡眠障碍，被误诊为"神经衰弱"而久治不愈；患者存在各种躯体症状，服用多种药物而无效果，却未想到这是"隐匿性抑郁症"。儿童和青少年中，抑郁症患者亦为数不少，常表现为学习困难、成绩不佳和情绪障碍，家长与教师应对此加以重视。

不要以为抑郁症患者必然会表现出情绪低沉、抑郁或外表特征明显，"一看即知"。事实上，许多轻、中度抑郁症患者，常常外表如常，而内心十分痛苦。

英国前首相丘吉尔称抑郁症为"黑狗"，他以亲身体验告诉公众："要是'黑狗'开始咬你，千万不要置之不理，要是严重的征象已经持续了数周，而且还有自杀念头的话，那就该赶快去看医生。"

广州著名心理专家施梦娟说："凡有悲观、消沉与自杀意念的人，不要简单地认为是'思想问题'，亲友及社会都要理解及关心他们，警惕'抑郁症'的可能，及早诊治。所幸的是，药物治疗抑郁症的效果很好，对绝大部分患者都有疗效。"

抑郁症会使人觉得疲乏无力、无价值感、无助和绝望，其实，这些症状并非全部由精神刺激所致。最新国际医学研究表明：以血清素为主的大脑"生物胺"相对或绝对不足，是导致抑郁症的重要原因，故而积极而有效的抗抑郁剂治疗，会逐渐地使抑郁症的患者恢复健康。现代医治抑郁症的药物，已发展至第四代和第五代，通过三个月治疗，约90%以上的患者可获得良好的疗效；当然，除药物治疗外，心理治疗也是必不可少的。人世间只有爱能治愈心灵的创伤，而宽容和理解，便是爱的桥梁。只要爱心不死，明天的太阳就永远不会陨落。

第二节　抑郁症常见的症状有哪些

一、情绪低落是抑郁症的核心特征

一般的抑郁只是轻度的，达不到抑郁症的程度。临床上所说的抑郁症不仅是"情绪沮丧"，还是一种医学疾病，每年有上百万的人患上这种疾病。这种疾病不是一时的情绪低落，而可能会持续几个星期、几个月甚至几年的时间，具有破坏性的后果。这是一种比较严重的抑郁状态，处理不好，后果不堪设想。

比如小白，24岁。他坐在医生面前的时候，年轻的脸庞上没有一点儿光彩，一副意志消沉、憔悴不堪的样子。医生在跟他谈话时发现他心情十分抑郁。

他总是贬低自己，谴责自己。比如，几个月前跟妈妈出去逛街，他去买水，结果妈妈的钱包被人抢走，那人还推倒了他妈妈，导致他妈妈扭伤了脚。这让他自责不已。在他的眼里，一切事情都是他的错：要是他事先带水的话，要是他不去那么远的话，要是他走快一点儿的话……他在心里不停地想象着各种可能性，越想越觉得是自己考虑不周，这是不可饶恕的错误。

最近他老是想起小时候跑到邻居家的花园里去"偷"人家的花，还故意弄坏小朋友的玩具的事，由此得出一个结论："自己在小时候就是一个坏孩子""这正是邪恶本性的表现"。

事实上，小白并不是在这一两件事情上是这样。他在所有的事情上都倾向于认为是自己的错，碰到他认为严重的过失时，甚至认为只有一死方足以谢天下，虽然大家并不认为那是什么严重的错。

小白还有明显的自卑心理，认为别人看不起他，讨厌他，鄙视他，所以表现得疑心重重，老怀疑别人是不是在议论自己的过错，觉得没脸见人。

他还说现在自己的思维慢了许多，感到脑子迟钝"变笨了"，工作效率明显降低。他害怕自己脑子坏了，成了废物、社会的寄生虫，这更增加了他的自卑和自责。

现在，他每天感到全身酸懒无力，一些简单的日常活动如穿衣吃饭对他来说都需要下很大的决心来完成。他每天凌晨即醒，瞬间便愁云集聚。此时，情绪极低，他自己讲："不知如何才能熬过痛苦而漫长的一天。"

以上小白的症状是抑郁症的典型表现，具体到每一个患者来讲，症状可能有轻有重，但情绪低落是本病的核心症状，凡有此症状的患者，应及时找专科医生诊治，以免贻误病情，造成不良后果。

二、抑郁症的通常表现症状

抑郁症是扰乱人生活的一种情感障碍性疾病。它可能会影响人的全身，影响人的思维、情绪、行为和自我感知方式，亦能在很多方面改变人。例如：对他人的观感，对工作环境或社会环境的感觉，甚至是一些诸如人的外表、房子、衣服等。

人与人各有不同，从而抑郁症症状也因人而异。以下一种或多种症状你听起来很熟悉吗？

1. 情绪低落、对平时喜欢的事提不起兴趣

几乎每一天都情绪抑郁。

抑郁情绪和泣不成声都是抑郁症症状。然而，很多抑郁症患者感觉麻木，并不伤心。

在日常活动中缺乏兴趣，缺乏内驱力。

抑郁症使人对平时被视为很重要的事情漠不关心。他们可能不得不强迫自己完成该做的事情，甚至对一桩小事情也认为是一种负担。很多抑郁症患者说自己是厌烦和懒惰的；尽管他们无睡眠问题，但他们还总是感到疲劳。"性趣"减弱也很普遍。

2. 胸闷、心慌

抑郁症患者可能常常感到胸闷、心慌，去医院检查也常常查不出原因。

3. 胃口改变

抑郁症可导致胃口增加或减少，所以，抑郁症患者的体重可能增加或降低。

4. 失眠、早醒

睡眠有问题。

许多抑郁症患者经常失眠，常表现为入睡困难、浅眠多梦、易惊醒，以及早醒。如凌晨 2~3 点便醒来，再难入睡。早醒往往是抑郁症患者的特征性症状之一。

5. 疲乏并出现心理问题

抑郁症患者经常坐立不安和焦虑，有时达到激越的程度。焦虑会造成缺乏耐心和愤怒，并且即使是低度的压力，也使人难以承受。

疲乏或者浑身无力。

产生负罪感、无用感和无安全感。

抑郁症患者通常对自己、周围世界和未来感觉消极。他们可能对往事有负罪感。很多抑郁症患者感到自己无用，认为抑郁症是对他们做过的或未做事情的一种惩罚。抑郁症会导致患者对他人产生依赖，亦会导致不修边幅和不讲个人卫生。

6. 注意力不集中、记忆力下降

难以集中精力和正常思维。

抑郁症使人难以清晰地思维和做出甚至是很小的决定。

抑郁症患者常常不能轻易地集中精力。

患者的工作和日常生活变得没有效率，出现挫折感和厌恶感。

7. 头痛、背痛、躯体疼痛

大多数抑郁症患者都有不同的躯体症状，感到浑身不适。

8. 自杀念头

很多抑郁症患者想到以死来解脱痛苦。患者经常为了结束痛苦和困惑而产生死亡的念头和行为。

如果你有伤害自己或者他人的念头，请马上找精神专科医生就诊。

如果你或你关心的人有上述四种或更多的症状达两周以上，症状严重到干扰日常活动或有自杀念头，那么请去看精神专科医生，以便做出正确的诊断。

如果你有抑郁症，那么伤害你的症状也可能影响到你的家庭、你的工作表现和你的人际关系。

所以，要牢记：这是一种真实疾病的真实症状。不要沉溺于自责及糟糕的感觉中不能自拔。相反，你应去看医生，谨遵医嘱，以使你早日回归正常生活。

第三节　抑郁症患病的原因全揭秘

一、抑郁症是多种因素作用的结果

典型案例

近来，编辑部里一向活泼开朗的晓雪突然变得郁郁寡欢了，而且时常叹气，念叨活着累、没意思。原因是与她相处两年的男友突然另有所爱，尽管晓雪嘴上说"不属于自己的早晚会失去""天涯何处无帅男"之类的洒脱话，可她情绪上的变化却揭示了其内心的苦恼。一天，她苦笑着说，她会不会得抑郁症了……

无独有偶，一直自信能考上北大的倩倩得知自己的分数达不到北大分数线的时候，一下子变得沉默寡言了，整天把自己关在书房里不愿见人。她的妈妈犯难了，担心这样下去女儿会生病，可又不知该怎么办。

一般而言，如果某种疾病有明确的原因，我们的感觉可能会好一些。但是，与许多其他严重疾病类似，在没有任何诱发事件或疾病的情况下，抑郁症也可能发作。抑郁症往往是各种遗传、心理和环境等复杂因素相互作用的结果。

1. 生物化学

一个人患有抑郁症时，大脑中往往有某些被称为神经递质的化学物质出现减少的情况。人们认为，如果5-羟色胺和去甲肾上腺素这两种神经递质之间不平衡，就可能导致抑郁症或焦虑症。5-羟色胺和去甲肾上腺素减少常常导致情绪低落、动力下降以及食欲和性欲改变。

2. 遗传

与许多其他疾病一样，抑郁症往往在家族中集中出现。若父母中有一人患抑郁症，则孩子患该病的概率会增加10%~13%；在孪生子中，这个比值还要大。如果孪生子中有一人患抑郁症，那么另一个人在一生中患抑郁症的可能性是70%。不过，也有例外，比如，在有明显抑郁症家族史的人中，许多人甚至在持续紧张的情况下也从来不得这种病。反过来，有些患抑郁症的人根本没有抑郁症的家族史。

3. 社会与环境

一些研究表明，不良生活事件，如离婚、重病或屡遭不幸，可导致抑郁症。日常压力对我们的身体有看不见的不良影响，可以促成更大范围的疾病，包括心脏病、感冒和抑郁症。对于已经容易患抑郁症的人，如果持续处于暴力、忽视、虐待或贫穷之中，那么更可能会患上这种病。

4. 躯体疾病

许多躯体疾病和状况，如中风、心脏病发作、癌症、慢性疼痛、糖尿病、激素紊乱和晚期疾病，往往可以导致抑郁症。如果你或者你认识的人患有躯体疾病，而且有淡漠症状或者无法解决自己的基本生理需要，则应该与医生联系。这些症状可能是对躯体疾病的情绪反应或主观反应，也可能是这个人有需要治疗的抑郁症。

5. 性格

下列性格特征的人很容易患上抑郁症：遇事悲观、自信心差、对生活事件把握性差、过分担心。这些性格特点会使心理应激事件的刺激加重，并干扰个人对事件的处理。这些性格特征多是在儿童或少年时期养成的，这个时期的精神创伤对人的影响很大。

6. 其他

一些心血管药、激素、避孕药，甚至是一些非处方药均可以引起或加重抑郁症。更多信息请向医务人员咨询。另外，经常过多饮酒有时也可以导致抑郁症。

虽然我们对有关抑郁症病因的知识有了进一步了解，而且会继续向前发展，但是在整个人类历史中，不论老幼、贫富、名人百姓，都有人患过抑郁症。不论你是什么人，你在生活中某些时候都有可能出现抑郁症的症状。

二、抑郁症的心态原因

一般而言，导致抑郁的原因主要是性格原因。所以，我们首先要做的事就是改变自己看问题的方式，调整自己的心态。

造成这种情绪上的不良状态，主要与八种心态有关。

（1）走极端。这种现象表现为运用非此即彼的方式思考问题，不是白就是黑。这种人一遇到挫折便会有彻底失败的感觉，进而觉得自身已不具有任何价值。

（2）以偏概全。认为事情只要发生一次，就会不断重复出现。生活中，这类人一遇到困难与不幸，即认为困难、不幸会重复出现。一次恋爱失败，就认为以后再也不会找到真心的爱人。

（3）消极思维。有的人遇事总想消极的一面，就像戴了一副变色眼镜看问题，滤掉了所有的光明，整个世界看起来暗淡无光，都是灰色的。他们常常用一个消极的假设支配着自己的思想，对事物只抓住它的消极部分，并牢牢记住。

（4）敏感多疑。有些人喜欢无事生非，终日担心自己将会"大病临头"，遇事往往主观猜疑、杞人忧天。

（5）自卑心理。有些人总习惯用悲观、消极、绝望的观点看问题，不自觉地产生自卑心理。在自卑的引导下，认为自己处处不如别人。例如，看见别人取得某种成就，就会想"人家有本事，我不能和人家比"；如果自己遇到挫折，则不去从根本上找原因，而是想"我的运气本来就不好"。这种毫无根据的自怨自艾或者愤世嫉俗，导致本来松弛的神经变得紧张。

（6）自我评价过低。有的人把一般性过失、欠缺、挫折和困难看得过于严重，似乎做了不可逆转的错事。他们在生活中总是过分夸大自己的不足，过低估计自身的长处，做事时常常灰心大于信心。

（7）扩大推理。有的人把自己的不良感觉当成事实的根据，如："我有负罪感，那我一定干了什么坏事""我觉得力不从心，那么我一定是'低能儿'"。对于失败则认为，"早知道结果会是这样，又一次证明了我的无能"。尤其是情绪低沉时，这种扩大化的感觉推理特别活跃。

（8）自责自罪。有的人总是主动承担别人的责任，并且妄下结论，认为一切坏的结果都是自己的过失和无能所致。即便外出，正巧天气不好，也会自认倒霉。如果自己无意中有了过失，别人并没有计较，或者早已经忘掉了，自己也还会忧心忡忡，担心别人对自己有看法、有成见。他们过分注意别人的脸色，以致更加束手无策、不敢行事，或者自暴自弃、不能有所进取。此种变形的自卑、内疚心理，来源于人格的变形和过分的责任感及义务感。

以上的错误认知，导致了许多人陷入抑郁困境而不能自拔。

另外，生活中的一些事件、挫折也会导致抑郁，比如患了重病、顽疾,家庭出现了大的纠纷,工作、事业遭到了重大失败等。

三、抑郁症的易患人群

虽然人人都有可能患上抑郁症,但是有些人患该病的可能性较大。

①亲属。那些现患或曾患抑郁症者的亲属,由于遗传或家庭成长环境的影响,患严重抑郁症的可能性是一般人群的2倍。

②女性。女性患抑郁症的概率是男性的2倍。流产、产后、工作和家庭的双重责任、照顾年迈的父母和独自抚养孩子等压力也可以在其中起作用。

心理专家认为:与男性相比,女性和别人的关系限定得更明确,由此,挫折对她们的影响更深,更易使她们患抑郁症。另一方面,与单身妇女相比,母亲较少患严重的抑郁症或产生自杀念头,因为母子间的密切关系能保护她们免受其他挫折对情感的沉重打击。

近来的研究表明:儿童期严重的情感打击在许多妇女患抑郁症中起着重要的作用。美国心理协会的权威人士认为:37%的女性抑郁症患者,在21岁前受到过躯体或性方面的虐待。

③老年人。在老年时出现的抑郁常常是对身体衰弱、亲人丧失等的反应。身处在孤独、寂寞和衰弱之中,是非常令人沮丧的。在老年人中,抑郁症的症状往往被误认为其他疾病(如老年性痴呆)的症状。当一个老年人看起来分不清方向、颠三倒四或丧失记忆(这些均为痴呆的症状)时,他们实际可能已经患上了抑郁症。

④儿童。抑郁症在儿童期极少出现,但虐待、挫折、患有严重抑郁症的父母增加了它的产生概率。儿童可能不表现出明显的悲伤,而常出现异常的不安、好攻击或有学习问题等行为

障碍。

　　⑤青少年。自杀是 15~19 岁青少年中排在意外之后的第二大死亡原因。专家认为：青春期是艰难的时期，此时的青少年体内激素剧烈变化，在高傲和自卑间徘徊，既要摆脱家庭的束缚又未完全独立，这使得他们对重大的挫折易产生严重的情绪反应。家长和老师可以通过辨认学习出现问题、失败后难以恢复信心或出现突然的难以理解的情绪、行为的变化，来发现青春期抑郁症。

　　⑥慢性病患者。他们感到前途黯淡，特别是当慢性病导致疼痛、限制了活动时。感到抑郁并不一定是抑郁症，但也不正常，应得到医生的帮助。对抑郁的治疗常能改善慢性病。

　　（5）酒精和药物滥用者。很多抑郁症患者，尤其是男性患者，常常与使用酒精、麻醉品和安眠药密切相关。

第四节　抑郁症对身体有什么危害

一、抑郁症是致癌的危险因素

　　心理因素与癌症的关系越来越引起医学界的重视。在临床上遇到的癌症患者，绝大多数发病前有长期的抑郁、悲伤、焦虑、苦闷、恐惧等不良情绪。

　　古希腊著名医生盖伦在 2 世纪时就谈到抑郁的妇女易患乳腺癌。上海长征医院研究了 34 例肿瘤患者，发现 30%~60% 的患者有抑郁症状。英国医生观察到乳腺癌患者大都是不会发泄愤怒的人。专家们调查了几百个癌症患者之后，认为许多癌症患者的性格孤僻、内向、自卑。

美国芝加哥大学 R. 舍凯对工业部门的 2000 多名男性雇员的健康情况随访了 20 年，他们将那些死于癌症的人的性格特点和那些死于其他原因的人相比较，发现前者性格消沉的人数是后者的 2 倍。这项大规模的前瞻性研究指出：压抑可能是导致人类患癌症的一个危险因素。

从 1971 年开始，美英等国专家采用老鼠、兔子等作为试受体，人为地使其行为和情绪受到压制，过了一段时间，这些动物都患了肉瘤、乳癌、白血病等癌症。

1978 年 6 月，美国《科学》杂志刊登了题为"癌症和心理是否有关"的论文，文章指出，癌症的发展与情绪条件有密切的关系。例如，癌症的自然消退发生的原因之一，是由于本人精神状态的好转和人生观的改变。

美国医生哈默通过对 500 例癌症患者的检查研究得出结论说："癌症是恶性情绪冲击下人脑编制程序错误的密码引起的细胞变性。"恶性情绪致病的模式是：内外刺激情绪（心理）因素功能障碍、细胞疾病组织结构变异导致癌症。精神神经免疫学科的研究从理论上证实了大脑与免疫系统之间确有化学物质在传递信息，而传递信息最活跃的化学物质在产生情绪的那部分大脑中枢神经区域里最集中。按照免疫监督理论，癌细胞总是不停地在所有正常细胞中产生，但免疫系统能识别出它们并将它们消灭掉。由于不良的情绪势必带来睡眠不佳、食欲不振等生理反应，使体内激素分泌发生变化，从而导致免疫功能下降，使癌症有可乘之机。因此，我们树立豁达超脱的人生观，学会控制、疏泄紧张情绪，保持良好的情绪，对预防癌症具有重要意义。正如苏联著名的阿诺欣院士在 1992 年所写的："人类已进入情绪重负的非常时代，要想克服这种状况，只有锻炼自己的意志，学会控制自己的情绪，理智地克服情绪应激。"

二、抑郁症与骨质疏松

德国马克·司普兰克中心的研究人员经过两年的研究，观察两组 40 岁以上的抑郁症患者与一般正常人的骨质密度两年前后的变化，发现抑郁症患者的骨质流失比一般人快。

研究人员表示，可能是抑郁症患者的体内激素的变化，影响到体内与骨质有关的激素之间的平衡，从而使骨质加速流失。

统计上也倾向于抑郁症患者的骨质疏松症比例高，死亡率也比一般人要高。

三、抑郁症对心脏的影响

美国威克福雷斯特大学老年病学家布伦达·彭宁斯对 2847 名年逾 55 岁的人——其中有一部分是心脏病患者——追踪研究了四年，探讨抑郁对心脏的影响。结论是：严重抑郁者死于心脏病的概率，至少 3 倍于一般人。即使只有轻微抑郁，死于心脏病的概率也比常人高出 50%。彭宁斯认为，抑郁能导致精神压力增大，而精神压力增大会使皮质醇的分泌增加，引发心率和血压上升。其他原因可能是：抑郁的人往往运动少，饮食也不正常。

四、抑郁症对女孩子身高的影响

美国一项研究发现，少女的情绪与身材的高矮之间有一定的联系。处于青春期和青春期前的少女如长期忧虑，其身高将比其他少女平均矮 2~5 厘米。这种情绪与身高之间的联系在男孩身上没有发现，也许是因为情绪障碍对男孩来说较少见也较短暂。

生长激素是一种刺激儿童肌肉、骨骼生长的化学物质。情绪忧虑或沮丧的儿童其生长激素的分泌低于一般水平。这表明精神和情绪对身体发育具有重要影响。

研究人员在纽约州北部的两个县随机选择了716名儿童，男女大致各半。在从他们青春期前直到成年的九年中，研究人员定期评判这些研究对象是否具有情绪消沉以及两种忧虑障碍的症状：一种是分离忧虑，其特征是对离家感到过分不安（即使是离家上学或者在朋友家中睡一夜）；另一种是过分忧虑，其特征是对诸如外表或学习成绩等事情总是忧心忡忡。

研究人员发现，其中少女的忧虑尤其影响她们成年后的身高，使她们成年后比健康的少女矮小。

儿童被诊断出有情绪障碍的年龄越大，对身高的影响也越大。在11~20岁时被诊断出有分离忧虑的女孩身上，情绪障碍与身高之间的联系最强烈。

情绪在青春期女孩身上的影响比同期男孩身上的影响更明显，其原因尚不清楚。一种理论推测，是女性激素起了作用。因为激素与情绪之间存在某种联系。另一种可能是社会因素。据有关调查证明，女孩比男孩更容易对忧虑或沮丧做出反应。

第五节 抑郁症与神经衰弱的关系

"神经衰弱"这个疾病诊断名称，我国还在继续使用，属于神经官能症的范围之内，患此病的人很多，常到内科及神经科门诊诊治，很少先想到去找精神科医生，由于久治不愈才想到精神科试试。而有的国家已经在疾病分类上取消了"神经衰弱"，曾有国外学者对我国某医院诊断为神经衰弱的患者进行了研究，结果认为大多数属于抑郁症或焦虑症，而非神经衰弱。我国国内学者曾对此观点存在异议，目前大多数学者仍主张保留"神经衰弱"的诊断名称，但也认为我国对神经衰弱诊断偏宽，把有些不属于神经衰弱的患者也诊断为神经衰弱了，其中有些患者实质上是抑郁症。

那么，如何区别神经衰弱与抑郁症呢？其难度是很大的，因为两者十分相似，如曾经有一位患者，她四五年来终日感到头痛、头昏、乏力、腹胀、全身不固定部位疼痛，一走路就心跳、气急、胸闷，缺乏食欲，便秘，睡眠多梦，早晨四五点钟就醒来，于是白天工作感到昏昏沉沉的，做事提不起精神，但每日保持出勤，勉强去完成任务。她曾去大医院内科、神经科诊治，做过脑电图、B超、CT等各项特殊检查，报告都为阴性，诊断都说她是神经衰弱，服用过补脑药、维生素、中药，也试过针灸，自己购买过营养品、补品，先后花去了数万元也不见好。别人给她介绍男友，都被她一一拒绝，认为自己都管不了，怎么能再去害人，逐渐出现了悲观消极情绪，觉得这样受病魔折磨生活得太累，还不如早日离开人间好。求诊后给她服了两个星期的抗抑郁药，上述症状逐渐消失，情绪振作起来，睡眠和食欲都见好转，对前途也充满了信心。随访一年，情况一直良好，已经停药。

这位患者总的临床表现与神经衰弱十分类同，但经服用抗抑郁剂后很快奏效。实践证明，她的病症并非神经衰弱，而是抑郁症，这种抑郁症称为"隐匿性抑郁症"，即表面上表现出很多躯体症状，而其实质为抑郁症，但抑郁症状却被躯体症状掩盖了，此病名就来源于此。

如果仔细分析一下，这位患者有几个地方是值得注意的：她的情绪是低落的，精力不充沛，缺乏信心，对前途感到消极，容易疲劳，早醒，食欲减退等，这些都提示可能是抑郁症。还有几点有助于确定诊断：

①她的症状有晨重夜轻的规律，她自诉早晨心情最不好，浑身乏力、头昏，而到了晚上感到轻松些，看看电视、与人聊聊会觉得心情好些。一般神经衰弱的患者，到了晚上症状更严重，与此患者的规律相反。

②据了解，她的祖父及二伯父都因自杀身亡，具体情况不详，推测可能患有抑郁症。

如果某患者在既往病史中，有阶段性的神经衰弱发作，则应考虑抑郁症的可能。该患者经过抗抑郁剂治疗不过二三个星期，症状就明显减轻，这从治疗角度也反过来证明她患的确是抑郁症。

由于我国精神卫生知识不普及，而且对精神病患者存在偏见，因此有神经衰弱症状的患者多去其他临床科诊治，其他临床科医师往往因缺乏精神科专业知识，一听到这些症状，而且客观检查也都无异常发现，很自然会想到是神经衰弱。由于未能采取有效治疗措施，患者长年累月遭受痛苦而无法解脱。这种病例在临床上是很常见的，因此希望患有类似症状的患者不妨到精神专科做一下心理咨询，特别是那些顽固难治的神经衰弱患者，要考虑到其中部分（不是全部）可能属于抑郁症，适时采用抗抑郁剂治疗，有时可能会起到立竿见影的效果。但这些患者对抗抑郁剂的耐受性较差，对药物副反应特别敏感，因此开始要采取小剂量治疗，逐渐加量。病者对药物副反应的出现也要有一定思想准备，一旦出现副反应也要忍耐，坚持服用，千万不要半途而废。有不少人治疗失败就在于没有坚持服用，服用了几天觉得不舒服，就擅自停药，又调换别的医生诊治，反复辗转，结果拖延治疗，加重了病情，病者自然继续处于病魔折磨之中，这类教训是屡见不鲜的。

第六节　抑郁症不是一般的发愁

有位先生因家庭琐事和妻子吵了一架，这几天心情一直很郁闷，总是发愁。他问医生，他是不是患上了抑郁症？医生告诉他，发愁和抑郁症不是一回事。发愁是一种不愉快、不高兴的内心体验，人人都感受过。比如，一个人丢了钱可能发愁，被领导或妻子说了一顿也可能发愁，但这都不是患了抑郁症，抑郁症是有严格的定义和诊断标准的。

首先，抑郁症患者的抑郁症状不是一般的发愁，它是以心境低落的一组症状群组成的，这组症状群包括以下九个症状：

①对以前感兴趣的学习、工作甚至看电视都不再感兴趣；

②无原因地感到没有力气、疲劳甚至不想起床；

③爱发脾气，火气一点就着；

④做事、说话、想事缓慢，注意力不集中，脑子一片空白；

⑤总感到自己没用或有罪；

⑥睡不着、早醒或睡不醒；

⑦吃不下或吃得过多；

⑧对异性、配偶不感兴趣；

⑨不想活或有自杀行为。

当然，一个患者不可能同时有这么多症状，但至少会存在四项症状。

其次，这种症状群至少存在了两个星期以上，而发愁的持续时间较短。

最后，这种心境低落的症状群是很严重的，它不但使患者感到十分痛苦，还使患者的社会功能受到损害，而发愁则不损害人的社会功能。人的社会功能是指学生应能很好地上学，工人、农民、干部应能很好地上班和劳作，家庭主妇也能照顾家庭。如心境低落而不能上学、上班、照顾家庭就叫社会功能受到了损害。

抑郁症是一种心理疾病，只有少数人易患此病，因此不要把抑郁症的症状往自己身上乱套，以免造成不必要的心理负担。

第七节　抑郁与焦虑的区别

一、什么是焦虑症

焦虑是指人们对于所处的不良环境产生的一种不愉快的情绪反应。由于焦虑的产生，迫使人们萌生出逃避或摆脱这种不良环境的主观意愿，故在一定程度上焦虑是一种"保护性反应"。任何人在一生中不可能一帆风顺，因此，每一个人都会有不同程度的焦虑体会。在正常情况下，人们针对所接触的环境或事物可以产生出不同的情绪反应。如高考前的学生吃不下饭，睡不好觉；比赛前有的运动员会四肢发凉、手心出汗、心跳加速等。但随着处境的改善，产生的症状会慢慢消失，情绪趋于稳定，因此这就不能算病。只有对那些发生在日常生活中的很小挫折都会引起强烈的情绪反应，才能算病。在临床上，我们把由于很轻的原因所引发的以比较严重焦虑为中心的一组症状称为"焦虑症"。按照现代心理学的划分，焦虑症属于中度心理不健康的范畴。随着社会发展和竞争的日益激烈，患焦虑症的人数不断上升。西方国家的发病率为 3%~5%。近年来，我国焦虑症患者在人群中的比例也逐渐上升到 2%~3%，尤其在以脑力劳动为主的群体里，如科研、教学、机关、管理等职业中的患者人数要高于体力劳动者，因此对这部分人群的关注是十分必要的。

1.临床表现

焦虑症多发生于中青年群体中，诱发的因素主要与人的个性和环境有关。前者多见于那些内向、羞怯、过于神经质的人，后者常与激烈竞争、超负荷工作、长期进行脑力劳动、人际关系紧张等密切相关。亦有部分患者诱因不典型。临床上常把焦虑症分成急性焦虑和慢性焦虑两类。

（1）急性焦虑：主要表现为惊恐样发作，多在夜间睡梦中发生，有濒死的感觉。患者心脏剧烈地跳动，胸口憋闷，喉头有堵塞感和呼吸困难。由惊恐引起的过度呼吸造成呼吸性碱中毒（二氧化碳呼出过多导致血液偏碱性），又会诱发四肢麻木、口周发麻、面色苍白、腹部坠胀等，进一步加重患者的恐惧，使患者精神崩溃。这类患者就诊时往往情绪激动、紧张不安，常给医师一种心血管疾病发作的假象。一般急性焦虑发作持续几分钟或数小时，当发作过后或适当治疗后，症状可以缓解或消失。

（2）慢性焦虑：急性焦虑常在慢性焦虑的背景上产生，但更多患者主要表现为慢性焦虑的症状。一般情况下，慢性焦虑的典型表现为五大症状，即心慌、疲惫、神经质、气急和胸痛。此外还有紧张、出冷汗、晕厥、嗳气、恶心、腹胀、便秘、阳痿、尿频、尿急等，有时很难与神经衰弱或其他专科疾病相区分，故需要医师对病情有全面细致的了解，以免误诊。有时候，一些必要的辅助检查有助于排除器质性疾病，像心电图、X线胸片、消化道造影、胃镜等可以帮助医师查出疾病。不过，焦虑症的主观症状虽然严重，但客观特征却是很轻或阴性的。

2.焦虑症的预防与治疗

患焦虑症是件很痛苦的事，既会影响自己的生活和工作，又会给周围的同事带来紧张。但是应该认识到，焦虑是正常人也有的情绪表现，只有当发展到一定程度才会出现病态。学会陶冶情操，正确调节情绪，就能有效地预防焦虑的发生。特别对于那些性情急躁、性格内向的青少年来说，要不断克服性格上的弱点，学会与周围的同学和睦相处，提高处理复杂事物的能力。心态平和与处事不惊是预防焦虑产生的有效手段。

（1）心理治疗：在心理医师的指导下，充分认识到焦虑症产生的原因和背景，学会转移或化解精神压力。与亲人和朋友进行思想交流或调节生活，也能在很大程度上减轻精神负担和焦虑。

（2）饮食治疗：患有焦虑症的患者，饮食上应有所注意。一般对有消化道症状的患者来说，应该合理安排生活，防止暴饮暴食或进食无规律，以免增加胃和肠道负担，加重症状。对有心脏病症状的患者来说，则应远离有刺激性的烟酒、浓茶、咖啡、辛辣食物等，因为它们能引起交感神经兴奋、心跳加速、心脏早搏等，使已有的症状更加突出。建议以清淡、易消化的食物为主，进食后不要马上休息。腹胀、便秘者，也可以服用助消化和通便的药物。

（3）药物治疗：目前治疗焦虑症的主要手段是药物治疗，如果与上述方法联合使用，常可以控制症状、缩短疗程。在临床上常用的药物属抗焦虑药，它们主要作用于中枢神经系统的边缘系统、丘脑、杏仁核等部位，能明显改善情绪、对抗焦虑，如苯二氮卓类（地西泮、氯硝西泮、佳静安定、罗拉等）、多虑平、安宁、溴剂等。但是此类药物大多有较强的毒副作用和成瘾性，需要在医师的指导下使用，不得滥服。此外，还可以针对不同系统突出症状加用一些其他药物，如心慌可加用心得安、倍他乐克等，消化不良可用多酶片、吗丁啉等。

二、抑郁症与焦虑症的区别

（1）抑郁症是一种大脑生物胺不足导致的精神功能全面低下和抑制性心理疾病，总的临床表现为心理活动阻抑、功能低下、迟缓不敏，体力、精力、脑力全面性下降；焦虑症是脑功能警觉性增高的心理疾病，临床总的特点是惊恐、紧张、植物性神经系统功能不稳定，导致患者焦虑不安。如果用一种简短通俗的语言来比拟的话，即，抑郁症是抑制向下的，而焦虑和紧张是惊恐向上的。

（2）典型抑郁症患者具有"懒、呆、变、忧、虑"的特征，并有顽固性失眠和躯体不适；典型焦虑症患者具有"不宁、不适、不安"的特征——莫名其妙地紧张不宁、全身不适和精神性不安，可资鉴别。

（3）心理测定：SCL-90、SDS 和其他临床评定表，都提示抑郁症表现是抑郁分值明显高于焦虑分值；焦虑症则焦虑分值大于抑郁分值。

（4）年龄分布：抑郁症见于全人群患病，多发于 25~35 岁的青年群，儿童和青少年、老年人居次。女性发病率高于男性。焦虑症以中青年患者居多。

（5）治疗原则：抑郁症以抗郁剂为主体药物，抗焦虑剂和助眠剂起辅助作用；焦虑症以抗焦虑剂作为主体药物，抗郁剂起辅助作用。

（6）除非难治性抑郁症，一般的抑郁症首次发作可以自行缓解，抗郁治疗疗效超过 90％。有一定复发倾向的，再治疗康复率很高，一般无精神残病后患病。焦虑症治疗后有些人可以短期恢复，症状消除速度很快，但是部分患者病情迟迟不能完全恢复，需要长期小剂量维持用药，尤其是中老年期焦虑症患者。

第八节　如何正确对待抑郁症

一、抑郁症绝非性格懦弱

抑郁症是一种普遍存在的情感障碍性疾病。据报道，到2020年，就疾病负担而言，抑郁症将成为中国继心脏血管病后的第二大疾病。抑郁症常与其他慢性病并存，使患者丧失劳动力，慢性病的发病率和死亡率均会增加。抑郁症的患病率为5%~10%，其中女性是男性的两倍。超过半数以上的抑郁症患者会出现两次以上的抑郁发作。抑郁症不是个性缺陷，也不是"情绪"或者人格软弱的表现。

抑郁症已经逐渐成为当前引人注目的话题，如我们常常看到电视上讨论抑郁症和看到报纸杂志上刊登有关抑郁症的文章。随着抑郁症是一种有着生物学病因的疾病的认识不断被更多人所接受，人们会逐渐发现同家人和其他人倾诉自己的抑郁情感变得更容易被理解和同情了。

谁能对抑郁症免疫？

无人能幸免——包括名人。在与抑郁症抗争的名单之中，有几位是举世瞩目的人物：

亚伯拉罕·林肯（美国第16任总统）；

富兰克林·德兰诺·罗斯福（美国第32任总统）；

凡·高（荷兰后期印象派画家）；

温斯顿·丘吉尔（英国前首相）；

玛丽莲·梦露（美国影星）；

欧内斯特·米勒·海明威（美国作家）；

……

这个名单可以更长。事实上，任何人都可能患上抑郁症：

将军（美国乔治·巴顿）；

王妃（英国黛安娜·弗兰茜斯）；

总统（喀尔文·柯立芝，美国第 31 任总统）；

科学家（普里摩·利末，萨尔瓦多·路里亚）；

首相（麦那切恩·比金）；

运动家（泰·柯伯）；

舞蹈家（瓦斯罗夫·尼金斯基）；

……

这些人都饱受抑郁症的折磨。没有哪种职业、种族、性别或年龄可以对抑郁症免疫。抑郁症是可怕的，但是抑郁症却不像癌症、艾滋病那样是绝症不可治疗。其实，在所有的疾病当中，抑郁症是最具有治疗性的疾病之一，80％以上的抑郁症患者可以成功获得药物治疗或心理治疗，或两者并用。

如果你或你的熟人已经被诊断患有抑郁症，那么摆脱抑郁阴影的有效治疗方案是唾手可得的。经过治疗，患者可以回归正常生活，产生全新感觉并且可以享受家庭、朋友和社区所带来的快乐。

二、对待抑郁症要记住四条

正确对待抑郁症是战胜抑郁症的先决条件，通过前面的阅读，读者要牢记以下四条：

（1）抑郁症是一种真实的疾病，而并非意志薄弱。抑郁症是每个人都可能得的心理疾病。它不能说明你心胸狭窄，也不能说明你品质低劣或者意志薄弱。总之，抑郁症与感冒没有任何区别，它只是一种普通的疾病。中国人心理健康的观念比较淡薄，对健康的认识基本上还停留在生理健康的层次，这种状况应该被逐渐打破。所以，如果你或你的亲人得了抑郁症，千万不要感到见不得人或者低人一等，仿佛做了什么亏心事一般。

（2）抑郁症不是你的过错，也并不代表个性懦弱和自我调节能力有缺陷。

（3）抑郁症是可以治好的。这点非常重要。抑郁症患者由于戴上了有色眼镜，常常感到悲观绝望，甚至企图杀死自己。其实，这是不理性状态下的不理性想法，所有治好的人回头想想自己原来的感觉，都会觉得好笑。所以，如果你抑郁了，就告诉自己，我的情绪"感冒"了，我的情绪现在正在"发烧"，还会"打喷嚏"，现在很痛苦，但只要吃点药就会好的。

（4）抑郁症对你的发展很可能是一件好事。它让你陷入反思和内省，治愈后你可能会达到比以前更高的精神层次。所以，如果你抑郁了，不要认为自己是不幸的，"塞翁失马，焉知非福"呢？

第二章　抑郁症常见的类型有哪些

第一节　抑郁性神经症

一、抑郁性神经症的含义

抑郁性神经症又称神经症性抑郁，是由社会心理因素引起的，也往往与患者的个性偏离有关；是以持久的心境低落为主要特征的神经性障碍，常伴有焦虑、躯体不适和睡眠障碍。患者有治疗要求，但无明显的运动性抑制或幻觉、妄想，生活、工作不受严重影响。鉴于有些诊断为神经症性抑郁的病例后来发展为反应性抑郁症，国外有些学者认为，两种病症并非两个独立的疾病单元，而是同一疾病不同严重程度的表现。在我国的诊断习惯中，本病仍称为抑郁性神经症，继续留在神经症这一类别之中。

典型案例

1980 年，晓华以五分之差不幸成了高考落榜生，但是机遇待她不薄，年底她就以总分第三名的成绩被招进了一家效益颇好的大型国有企业，第二年又由厂里保送到某干部管理学院学习两年。两年结业后，她被分到厂销售科，当时是最热门的科室。她为领导对她的信任而自豪，全身心地投入工作中，年年都出色地完成厂里交给她的各项任务。那时，虽然她每天起早贪黑、没日没夜地干，工作又苦又累，但她感到非常满足。然而，随着国家改革开放的力度不断加大和计划经济向市场经济的过渡，到20世纪80年代末，他们厂里的产品开始滞销，而且一年不如一年；到1991年，工厂已处于半停产状态，工人一批批被放假回家；到1995年夏天，工厂完全停产，她也成了最后一批下岗工人。

她丈夫是铁路职工，一个月至少能挣1000多元，因而她下岗后，家里生活也还过得去，丈夫也劝她好好在家休息一段时间，然而她却像丢了魂儿一样，在家坐不是、立不是，苦闷、迷惘、抑郁、无奈时时缠绕着她。她唯一的指望是厂里能早日恢复生产，能让她早日复工。盼啊盼，谁知半年后盼来的结果是好端端的国有大厂被乡镇企业租赁，而人家根本就不用原来的工人。看到复工无望，她才在丈夫的支持下自己开了个批发部。

自己开店，苦累不说，最令她感到不是滋味的是，以前在单位都是别人来求她，可如今她却每天得赔着笑脸去求别人，去迎顾客。以前在厂里上班，对那些小商小贩她压根儿就瞧不起，认为他们是那样俗气，为了钱斤斤计较，你欺我诈，现在自己也变成了那种小商小贩，每天不得不为了几分钱的事与人计较。按说自己开店怎么也比上班挣得多，但她心里就是高兴不起来，总有种不想干的念头。但这时已投入了不少资金，而且，儿子很快就要初中毕业，念重点高中少不了要花一大笔钱，因而她心里虽然极不想干，却又不得不起早贪黑地干下去。

她不仅经常感到心烦，还常常失眠，有时一阵阵地想哭。虽然她去看过几次医生，服过安定之类的安眠药和补心安神的中药，却没有什么效果。"屋漏偏逢连夜雨"。一天，工商所到她店里检查时，查出她进的一批货是假货，不仅没收了货，还罚了她的款。她气得几天没吃饭，卧床不起，还出现了嗳气、反酸、上腹隐痛等症状。某日解手时，她发现有黑便，即到医院就诊，被诊断为胃溃疡出血，经住院治疗，虽然血止住了，但她元气大伤，精神再也振作不起来了。就这样，她气色一天不如一天，每天心神不定，觉得困倦无力、打不起精神，虽然胃药不断，却三天两头头痛，有时头晕目眩直想吐，月经也变得不正常了，每月只要一到月经前后，她就更是心烦意乱。压抑、孤独、抑郁、病痛压得她喘不过气来，她感到活得太苦太累太没意思，多少次她在茫茫无望中想到了死，只是做母亲、做妻子的责任心驱使她思前想后，最终没有去死。后来经过医生检查被诊断为抑郁性神经症。

二、抑郁性神经症的病因

抑郁性神经症的病因至今还不十分清楚，一般认为有以下几个方面。

（1）人格特征：抑郁性神经症患者的性格有些共同特点，其主要表现为：缺乏自信和自尊，对他人过分依赖和自我强求，不开朗，喜欢思虑，多愁善感，软弱等。这类人格特征可视为本病的温床，尽管不能说具有上述人格特征的必然发展为抑郁性神经症，但临床所见抑郁性神经症患者，一般都具有上述人格特征。

（2）心理社会因素：不愉快的境遇常是促发因素，约30%的患者在病前六个月内可查到明显诱因，患者对这类诱因常给予负性认知评价，从而引起"失落感"。

（3）遗传因素：遗传在抑郁性神经症中起一定作用。在患者的家族中，患情感性精神障碍的比率明显高于普通人群，有人格障碍、自杀等情况及患神经症的比率也较高。

三、抑郁性神经症的临床表现

患者最突出的症状是情绪低落，严重程度可起伏波动。具体表现在如下几个方面：

（1）兴趣减退甚至丧失：对日常活动和娱乐的兴趣明显减退，体验不到乐趣。他们常常回避热闹的场合，也无意留恋美丽的风景。

（2）对前途悲观失望：认为工作和事业已到了无法挽回的地步，个人前景暗淡，认为一切事物都毫无希望。

（3）感到精神疲惫：精力明显不足，做什么事都打不起精神，想振作也振作不起来。对生活和事业缺乏动力和热情，似乎什么都不想做，也不想动。

（4）无助感：对自己的痛苦处境感到无奈，即使别人帮助自己，也感到无济于事，只能听之任之。

（5）自我评价下降：过分夸大自己的缺点，常常自卑、自责、内疚，认为自己是无用的人，看不到自己的优点与长处。也有些患者爱埋怨他人，常感到委屈。

（6）感到生命缺乏意义与价值：认为活着已没有任何意义，常认为活着不如死了好。遇事老往坏处想，甚至企图自杀，但在具体实施上，则又显得顾虑重重。

此外，患者意志是减低的，虽然想参与社交，但又缺乏社交的勇气和信心，处处表现被动与依赖。患者常用"空虚""孤独""与人有隔阂"来表述自己的处境，常感到思考问题困难、脑子反应迟钝，常诉"脑子空了""不会想事情了"。

除了精神症状以外，不少患者多伴有失眠、头痛、头昏、眼花、耳鸣等躯体症状。这些症状往往给人主诉多而易变的感觉，有些症状可以长期存在，但无明显加重或缓解表现。

四、诊断与鉴别诊断

1. 诊断

有一定的心理社会因素作为诱因，慢性起病，肯定而不太严重的抑郁，伴有焦虑、躯体不适等神经症性症状；病程持续两年以上，人格完整；日常生活不受显著影响；感到痛苦，有求治愿望。这些是诊断抑郁性神经症的主要依据。

2. 鉴别诊断

（1）内源性抑郁症：抑郁情绪严重，自罪、自责达到妄想程度，或有强烈的自杀企图；抑郁症有明显的晨重夜轻的节律变化；常有明显的精神运动性抑郁，甚至出现幻觉或妄想；自我认识能力缺损严重；持续的食欲减退和明显的体重减轻；家族中有阳性精神病史，少数病例有躁狂病史，均提示内源性抑郁症诊断。

（2）反应性抑郁症：由明显的精神应激因素引起，抑郁情绪的起源有较具体确切的对象、事件，内心因体验强烈，常含泪向别人诉说自己的痛苦；病程较短，一般不复发；抑郁性神经症虽由精神因素诱发，但其抑郁心境与精神因素联系不密切，病程常迁延。

（3）神经衰弱：部分神经衰弱患者可伴有抑郁情绪，但程度较轻，并不持续出现在整个病程；有繁多的躯体不适主诉及易兴奋、有较明确的病程；而抑郁性人格多起病于幼年时期，他们并不是呈现持久的抑郁情绪，正常时同样有欢乐和兴奋高涨的时刻，但是心理承受能力较差，一遇到"风吹浪打"容易陷入忧伤低沉的心境。

五、抑郁性神经症的治疗

1. 治疗原则

主要以心理治疗为主，辅助以药物治疗。用药须遵医嘱。

2. 用药原则

（1）首要治疗是心理治疗，可进行认知疗法。

（2）在心理治疗基础上应用抗抑郁药帮助提高情绪及减轻焦虑。

（3）抗抑郁药有调整睡眠的作用，但亦可用艾司唑仑（舒乐安定）等催眠。

（4）某些中成药如安神补脑液对改善睡眠也有一定帮助。

第二节　内源性抑郁症

一、内源性抑郁症的含义

抑郁症一般被分为外源性和内源性两大类。所谓外源性，通常是指由外部环境、事件所引起的抑郁症，是对挫折、生活中的不幸事件、工作和学习中的压力等精神刺激事件反应的结果。如反应性抑郁症、抑郁性神经症等。而内源性则是由躯体"内部"因素所引起的抑郁症，带有明显的生物学特点，如遗传成分比较突出，是抑郁症的一种常见类型。下面介绍的就是这种抑郁症。它是一组以情感持续性低落为基本特征的精神障碍，可伴有思维和行为的改变，并常常出现睡眠障碍、食欲减退、口干、便秘等躯体症状。

二、内源性抑郁症的病因

本病的病因目前还不十分清楚，可能与心理社会因素、遗传因素、神经内分泌和中枢神经递质功能异常有关。这些因素错综复杂，相互交织，因人而异，所幸多数情况下并不妨碍医生对该病的诊断和采取有效治疗措施。

三、内源性抑郁症的临床表现

内源性抑郁症根据其病程特点可分为双相障碍和单相障碍。双相障碍具有躁狂和抑郁两种发作期。处于躁狂发作期的患者表现为情感高涨、轻松、愉快、自我感觉良好、精力充沛、思维敏捷，往往过高评价自己的才能、地位，自命不凡，可出现夸大观念。单相抑郁是指病史中只有抑郁发作期，没有任何躁狂发作史。临床中见到的内源性抑郁症绝大部分属于此类，故下面主要介绍抑郁发作的临床表现。

（1）情绪症状：主要特点为情绪低落，可从轻度的心情不佳到忧伤、压抑、苦闷，甚至悲观、绝望。患者常感到心情沉重，失去对生活和工作的热忱和乐趣，对前途悲观失望，找不到生命的价值和意义，觉得"活着不如死了好"，并伴有强烈的自责、内疚、无用感，以消极的态度来看待自己的过去、现在和未来。

（2）思维改变：思维明显迟钝，感到思考问题困难，常诉"脑子变笨了""不会想问题了"。说话声低微、缓慢，语量少，对过去和将来存有歪曲的认知，过分贬低自己，总把自己说得一无是处。随着症状加重，有的患者会在自责、内疚观念的基础上逐渐发展成自罪妄想，认为自己罪孽深重，将受到惩罚。也有贫穷、疑病和虚无妄想。

（3）行为改变：活动减少，主观感到精力不足，疲乏无力，日常活动虽然继续进行，但机械被动。生活中的他们多远离热闹场景，喜欢安静独处。严重者可不语不动，拒绝进食，无法完成日常生活。

（4）躯体症状：多数患者伴有睡眠障碍、食欲减退、消化功能不良、体重减轻、口干、便秘、性欲减退及各种各样的躯体不适感，如心慌、胸闷、憋气、恶心等。

典型案例

李力是一个个性十分外向的男孩子，在一所省城重点大学读书，虽然十分贪玩，但是他的成绩依然十分优秀。就这样，他一边玩，一边就把书给念了，从来没有因为考试而犯过愁。李力常常为此自豪不已，他经常在朋友面前炫耀"自己的脑子是特殊材料做成的，快速而灵敏，活像一台电脑"。但是近来一段时间，不知道什么原因，李力总是闷闷不乐，用他自己的话说就是："现在自己的脑子好比电脑感染病毒，不仅运转不灵而且严重失控，不由自己调动……""此时此刻，我没有悲伤，没有眼泪，没有思虑的惊恐，只有抑郁，死一般的抑郁。有人劝我去治疗，我不承认我有什么心理疾病，但我承认我是个没有一点儿价值的行尸走肉。最好不要来救我，我不想求助，不想求助……"后来，经过心理医生的诊断，李力患上了内源性抑郁症。

四、内源性抑郁症的诊断

患者心境低落，与所处的境遇不相称，可以从闷闷不乐到悲痛欲绝，甚至发生木僵状态，严重者可出现幻觉及妄想等精神病性症状。心境低落持续至少两周，在此期间至少有下述症状中的四项：

①对日常活动丧失兴趣，无愉快感；

②精力明显减退，持续疲乏感；

③精神运动性迟滞或激越；

④自我评价过低，自责、有内疚感；

⑤联想困难，思考能力下降；

⑥反复想死，有些自杀行为；

⑦失眠或早醒，或睡眠过多；

⑧食欲不振或体重减轻；

⑨性欲减退。

五、内源性抑郁症的鉴别诊断

1. 神经衰弱

轻性抑郁常有头晕、头痛、无力或失眠等主诉，易误诊为神经衰弱。但神经衰弱起病前有一定心理因素，如长期紧张、用脑过度，情感以焦虑、脆弱为主，易兴奋、易疲劳及肌肉紧张性疼痛。自知力良好，症状波动大，求治心切。而内源性抑郁症以情绪低落为主，伴随思维缓慢、自责、自罪、想死及生物学症状（如昼重夜轻，食欲、性欲下降），自知力丧失，多不主动求治。

2. 精神分裂症

精神分裂症的情感不是抑郁而是以平淡或淡漠为主，表情呆板，情感活动与内心体验及周围环境不协调。另外，其妄想内容较荒谬，多与心情无关。紧张型精神分裂症与抑郁性木僵相似，但当深入反复接触抑郁症患者仍有可能得到某些应答反应，患者会流露出抑郁情绪。

3. 反应性抑郁

虽表现出情绪抑郁、意志消沉等，但其情绪起源有较具体确切的对象、事件，心因体验强烈，常反复向别人哭诉自己遭受的不幸，改变环境后症状可减轻，病程较短，一般不复发。而内源性抑郁症除情绪低落外，常有罪恶妄想，运动明显减少，缺乏心因性体验，对抑郁情绪的具体起源往往搞不清楚。另外，以往多有类似发作史，症状有昼重夜轻的变化规律，病程可迁延数月。

4. 双相障碍（躁狂——抑郁症）。

绝大多数患者发病于 50 岁以前，有反复发作倾向，一般两次发作之间完全正常，每次发作持续三个月到半年不等。

5. 单相障碍（只有抑郁发作）。

发病于任何年龄阶段，反复发作。重性抑郁者有一半左右在首次发病后第二年复发，部分在首次后可能慢性化。值得一提的是，约有 15% 反复发作的重性抑郁症患者最终自杀身亡。

六、内源性抑郁症的治疗

治疗方法很多，常用的有药物治疗、电休克治疗及心理治疗等。可根据不同的抑郁情况，合理选择使用。

（1）药物治疗：目前仍把三环类抗抑郁药作为治疗抑郁症的一线药。第二代非典型抗抑郁药为第二线药。

（2）电休克治疗：应严防抑郁症患者自伤和自杀，对于自杀观念强烈者应用电休克可获得立竿见影的效果，待病情稳定后可再用药物巩固。

（2）心理治疗：心理治疗在本病治疗中的地位十分重要，但通常采用与药物治疗相结合的方法，其具体方法可参见本书有关内容。

第三节　反应性抑郁症

一、反应性抑郁症的含义

反应性抑郁症又称心因性抑郁症，是由强烈的精神刺激或持久的精神紧张等应激因素作用起病的。临床表现以突出的抑郁情绪为主要特征，同时也存在认知、行为和躯体调节功能等多方面的障碍，其症状表现容易被人理解，且与精神刺激因素有明显的关联，病程可长可短。

二、反应性抑郁症的病因

一般认为，在遭遇不良生活事件后，在内因与外因相互作用下，当超过了个体心理承受能力时就会出现心理障碍，通常认为未被解决的心理冲突是发病的基础。突发的生活事件如交通事故、离婚、丧偶、失业、自然灾害等可以使人患反应性抑郁症。慢性的应激也可使人发病。在当今社会发展进程中,生活节奏加快,激烈的竞争增加了人们的精神压力,这些慢性的紧张性生活事件可以使人持久地精神紧张。研究人员还发现,这些人发病后以焦虑性抑郁者为多。而且,因中年人遭遇的生活事件最多,他们要负责家庭的经济,又要负责照顾老人和孩子,所以中年以上患此病者较多。例如,一位中年女性由于长期与婆婆不和,经常吵架,然而家中住房紧张,又不能与婆婆分开居住,久之她便觉得生活没意思,不愿意回家,一回到家中就焦虑不安。随着病情的发展,她觉得对什么事都没兴趣了,心里总有忐忑不安的感觉,她不能上班工作,连家务活也不想做了,并反复出现自杀的念头,和婆婆吵架时哭喊着说是婆婆毁了她的生活。

但是,人们在经受同样的应激事件后,有的人未出现明显的精神异常,有的人却患了反应性抑郁症,这是因为每个人的心理素质不同,故而对外界精神刺激的承受能力有很大的差异性,通常是性格内向、社交能力差、软弱、依赖性强的人容易发病。面对应激源,人的应付方式也与是否发病有关,具有易感素质的人对应激事件进行自我评价时,往往认为应激事件超过了自己能力所能处理的范围,他们在认识和行为上普遍存在着非积极的应对策略,如否认、逃避、认识歪曲,对紧张性生活事件的应付方式往往带有情绪指向性,这些人往往怨天尤人,对别人则是怨恨和谴责。另外,在冲突性生活事件面前,是否发病还与人格、社会的支持、本人的健康状况等多种因素有关,其中,能否获得良好的社会支持,对缓冲心理压力、减少发病具有重要意义。

三、反应性抑郁症的症状与类型

反应性抑郁症主要表现为情绪低落、沮丧、烦闷、懊恼乃至愤恨，还伴有焦虑症状和紧张激越，即使刺激因素时过境迁或问题已得到解决，但抑郁情绪仍不能缓解。它分为三种主要类型，最多见的是抑郁—癔症型，产生于癔症性激性发作之后，有抑郁激情，如号叫、哭泣、抓自己的头发、打自己，有时有夸张的疑病倾向，他们少有自责，通常以责备周围的人来为自己辩护，并可过渡到癔症性木僵；第二种是抑郁—妄想型，会逐渐发展而产生被害或关系妄想，还可产生人格解体、非现实感；第三种是虚弱—抑郁型，以虚弱和无力为主，也可发展为木僵状态，病程较持久。

四、反应性抑郁症的诊断与鉴别诊断

心因性抑郁症与正常人表现出的忧伤、苦恼、气馁等悲伤情绪不同，正常人的悲伤情绪往往在短时间的发泄后迅速恢复正常，而反应性抑郁症则不同，它是以未被克服的心理冲突为基础而发病的，抑郁情绪严重，持续时间长，其严重程度必须达到使其心理功能下降或社会功能受到损害才能诊断。

反应性抑郁症与抑郁性神经症亦不同，反应性抑郁症是由现实冲突引起的，而抑郁性神经症是由过去的、持续不断的、自身的心理冲突引起的，且抑郁性神经症的症程长。反应性抑郁症与内源性抑郁症不同，前者缺乏内源性抑郁症的典型症状，它是在明显的社会心理因素作用下起病的，其临床症状充分反映心因内容，与现实刺激联系密切，其情绪波动性大，易受环境的影响。患者表现为愁眉苦脸，悲伤欲绝，反复倾诉内心的痛苦；对所遭受的不幸少有自怨自艾，反而怨恨及谴责他人；失眠多以入睡困难为主，无早醒表现。内源性抑郁症发病无明显诱因，在心境极其低落的同时还出现活动减少、思维缓慢，并存在自责、自罪等思维内容障碍。精神症状的内容与环境无联系，其抑郁症状有朝重暮轻的特点。

生物学症状包括失眠及早醒，食欲及性欲减退，体重在短期内明显减轻。

五、反应性抑郁症的治疗

主要以心理治疗配合抗抑郁药物治疗，或配合电针治疗等。

心理治疗一般可采用支持、疏导和宣泄治疗，特别是对于抑郁症患者，心理治疗可先帮助患者缓和不良的情绪状态，逐渐从压抑、忧愁、焦虑的抑郁心境中摆脱出来。

第四节 继发性抑郁症

一、继发性抑郁症的含义

在使用某种药物后或在患器质性脑病、严重的躯体疾病以及除情感性精神病之外的精神病基础上发生的抑郁症叫继发性抑郁症。随着医学模式的转变，心理医学开始受到重视，人们发现许多患有内科疾病的患者常诉有抑郁心境，其中内科门诊患者有抑郁征象者占12%~36%，住院患者约1/3有中等程度的抑郁症状。所以，对继发性抑郁症要有足够的认识，应及时发现及时治疗，以减少患者的痛苦。

二、继发性抑郁症的分类

按照产生抑郁症的原发病因，将继发性抑郁症分类如下：

1. 躯体疾病性抑郁

指各种躯体疾病所伴发的精神障碍，如内分泌系统疾病、癌症、内脏器官疾病，以及流感、艾滋病、肝炎等疾病可伴发抑郁。

躯体病史和检查资料可以鉴别。

甲状腺功能减退的患者可能有继发性抑郁症，患者往往行动迟缓、语流不畅、精力不足，原发病的症状与体征较为突出。

癌症患者伴发抑郁是常见的，至少有 25% 的住院癌症患者有抑郁症状。癌症患者具有复杂的心理因素，癌症一经确诊，对个体而言是突然的应激和灾难，对生命的绝望、疾病所带来的疼痛，因长期住院带来的经济问题和家庭矛盾，成为患者在患病后产生抑郁症的重要原因。需要注意的是，长期抑郁也是导致癌症的重要原因之一。

流感患者在发热期或恢复期，可出现抑郁症状，患者有头痛、失眠、头晕、疲乏、嗜睡等症状，同时伴有抑郁寡言、情感反应迟钝及精神运动性迟滞。

2. 药源性抑郁

多种抗精神病药均可引起，如利血平、氯丙嗪、氟哌啶醇、长效氟奋乃静等。此外，甲基多巴、普萘洛尔、口服避孕药、激素、阿的平等也能引起药源性抑郁。

近年来发现精神分裂症患者在治疗过程中会出现抑郁症状，有的是由于强效安定剂引起的，这种抑郁状态往往在患者的精神症状有明显的改善时出现，而且还可能伴有帕金森氏综合征的出现。抑郁的特点为极度苦闷、易激动、睡眠障碍、人格解体和现实解体，常同时伴有植物神经功能障碍，尤其当静坐不能时，患者有焦虑恐惧感，情绪抑郁、激越，甚至出现自杀念头与行为。这些药源性抑郁有下列特点：发生抑郁前有明显的锥体外系反应，尤以静坐不能为多；患者常出现波动性的焦虑、烦躁、情绪不稳，随后出现消极抑郁，自伤或自杀；大多数患者诉有严重的内感性不适，这是一种难以描述的体内的一种不舒适的感觉；患者一般能说出他们的内心体验；停药后随着躯体反应减轻，一周后抑郁症状也同时逐渐改善而消失。减少或更换药物、增加抗胆碱能药物后，抑郁症状可以减轻。

3. 脑器质性抑郁

脑动脉硬化、脑变性、脑肿瘤、癫痫等脑器质性疾病均可伴发抑郁，但大多数不到严重抑郁的程度，多有焦虑、疑病和神经衰弱症状。病史和检查中有脑器质性病变的表现。

脑动脉硬化的患者约有 1/3 在不同阶段出现抑郁，本病初期患者的人格较为完整，智能损害不重，病情呈波动特点，随着病情的发展，在出现抑郁症状的患者中有 5% ~10% 的患者呈现比较严重和持久的抑郁状态，并伴有意识混沌、情绪不稳，严重时有自责、自罪的表现，部分患者有自杀行为。

脑卒中后抑郁临床表现分为两类，一类是轻度抑郁，表现为悲伤、乏力、睡眠障碍、注意力下降、兴趣减退、思虑过度、情绪易激惹等；另一类是重度抑郁，除了上述轻度抑郁症状外，还有紧张焦虑、早醒、兴趣丧失、思维迟缓、食欲减退、体重减轻、有濒死感及自杀意念。自杀意念是脑卒中后抑郁最危险的症状，可出现在脑卒中后的早期或恢复期，应引起高度注意。

癫痫性抑郁可以在癫痫发作的间隙期出现，称为间发性抑郁，患者可以在无任何诱因的情况下突然出现抑郁，陷入"愁城"，并伴有苦闷性焦虑。此时，患者常有自杀和伤害他人的行为，持续数十小时病程外，还可见癫痫的其他表现。在这种心境恶劣的情况下，如有发作性持续饮酒的，称之为间发性酒狂。

震颤麻痹又称帕金森病，发病前会先出现抑郁症状，也可能会同时出现。震颤麻痹所伴发的抑郁表现为苦闷、对前途悲观、易激惹及产生自杀观念，焦虑症的发生率也很高，但很少有内疚、自责、失败感及被惩罚感。这类患者有较高的自杀意念，但实际自杀率很低。本病的抑郁症可用三环类抗抑郁药治疗，但它可能加重震颤的发生，所以必须加以抗帕金森病药物治疗。

4.继发于精神病后的抑郁

精神分裂症可以继发抑郁症，例如继发幻觉、妄想等，但同时也可发现精神分裂症的基本症状，病程符合精神分裂症的特点。也有的精神分裂症在缓解期出现抑郁，其中不少是面临现实问题的心理反应。

三、继发性抑郁症的治疗

继发性抑郁症的治疗原则是：主要积极治疗原发疾病，同时配合抗抑郁药物对症治疗。

第五节　非心因性抑郁症

抑郁症是一种常见的疾病，过去都认为导致抑郁症是心理方面的原因，但科学研究证实，非心理因素也能诱发抑郁症，常见的有以下几种：

（1）药物的副作用。药物可以治病，也会对身体造成损害，甚至引起抑郁症。服用治高血压、心律不齐、可的松和其他类固醇药物，如果发现有抑郁症状，应立即请医生诊断并改用其他药物。

（2）甲状腺问题。甲状腺不正常是引起抑郁症的主要原因之一。尤其是甲状腺功能减退很容易引起抑郁症，此时，患者体重增加、感到疲劳、皮肤干燥、便秘和睡眠不正常。该病治愈后，抑郁症会自然消失。

（3）经前综合征。许多妇女都有经前综合征，但其中只有5%的人会患严重抑郁症而影响日常生活。主要症状有：强烈饥饿感、哭泣、失眠和行为异常。这是因为行经前雌激素增加，维生素 B_6 含量发生变化。维生素 B_6 含量下降过度会引起抑郁症。

（4）糖尿病患者（包括尚未明确诊断者）。因为血液中含糖量过高可致乏力、疲倦和失眠，这些都是抑郁症症状。

（5）节食。减肥而过度节制饮食者，因吃得过少，会出现抑郁症症状。因此，应采取健康的节食方法，使营养平衡。

（6）缺乏运动。研究表明，缺乏运动会导致抑郁症。从事体育运动可以消除抑郁症。

（7）日照不足。日照不足会使人患抑郁症。专家认为，有些人对褪黑色素非常敏感而患抑郁症。由于这种激素只有在黑夜或日照不足时才形成，且冬季这种激素含量较高，因此，多晒太阳能消除抑郁症。

（8）营养不平衡。人体不能得到充分营养，活动水平降低，可能会引起抑郁症，但是严重营养不足引起抑郁症的很少。研究认为，导致抑郁症主要是机体内某些维生素和矿物质缺乏。

（9）女性内分泌紊乱。妇女更年期易出现抑郁症，这是因为雌激素缺乏会引起其他激素和化学成分的变化，继而引起行为变化。抗抑郁药的作用不大，加强锻炼可有助于消除抑郁症。口服避孕药也会造成抑郁症，特别是有经前综合征的妇女。因此，应在医生的指导下补充维生素 B_6，有助于消除抑郁症。另外，妇女产后也易得抑郁症，特别是在婴儿 1~6 个月时，这是由于生育激素变化引起的。

第六节　隐匿性抑郁症

一、隐匿性抑郁症的含义

隐匿性抑郁症是一组不典型的抑郁症候群，其抑郁情绪并不十分明显，而突出的表现是持续出现多种躯体不适感和植物神经系统功能紊乱症状，如头痛、头晕、心悸、胸闷、气短、四肢麻木及全身乏力等。

二、隐匿性抑郁症的症状表现

1. 以顽固性"消化不良"为主要表现的隐匿性抑郁症

老张已经被顽固的消化不良折磨了一年多，长期以来没有食欲、腹胀、腹痛、便秘和腹泻交替出现，体重也由 70 公斤锐减至 54 公斤。做过各种检查却没有大的器质性病变，经过长期的西医、中医治疗仍然没有好转。由于长期以来消化道症状过于明显，就诊时医生都没有注意到他情绪的改变。其实，只要再仔细询问一下，就可以发现，老张长期以来心情都很不好，经常失眠，并且感到持续的疲乏，而且一想到久病不愈，就想"一死了之"。

消化道症状如恶心、呕吐、腹胀、腹痛、肠鸣、便秘或腹泻、腹内有气体游动等在抑郁症患者中十分常见，有少数患者还诉说有吞咽梗塞感。患者自己常误认为是消化道疾病而反复去医院检查，并且可能长时间得不到正确的诊断和治疗。因此，有类似情况发生的时候应该想到抑郁症的可能，并去精神科或心理咨询科就诊。

2. 以无法确诊的"心脏病"为主要表现的隐匿性抑郁症

李女士 50 多岁，总是感到疲乏、胸痛，心前区有一种不适感。但是心电图、24 小时动态心电图、冠状动脉照影等检查都完全正常，因此被诊断为"心神经官能症"。然而，李女士仍然感到心慌，感到好像"有什么东西抓挠心脏一样使人惶惶不安"，并且心情也很不好，睡眠质量下降、顾虑重重、反应变慢、疲乏、食欲下降等。在一位有经验的心脏科医生的建议之下，她去找了心理医生，经过心理治疗和抗抑郁治疗后得到康复。

　　不少抑郁症患者都出现胸闷、心慌等心脏方面的症状，这类患者常误认为自己有心脏病，并反复去医院检查。患者的胸闷和心慌是真实的，不是像癔症一样是想象出来的。因此，当患者有明显"心慌"，尤其是难以言状的心慌，而经过各种检查又找不到心脏病证据的时候，应该想到抑郁症的可能，建议去精神科或心理咨询科就诊，以免延误治疗。

　　3. 以长期的"神经衰弱"为表现的隐匿性抑郁症

　　某位从事文学工作的患者，患有"神经衰弱"半年多了，主要症状是失眠、入睡困难、睡眠质量下降、睡着后容易惊醒、多梦，白天头晕、头胀、心烦、疲乏，渐渐地食欲和体力也开始下降。最初服用安眠药有一定疗效，渐渐地安眠药也失去了作用，睡眠质量越来越差，脑力下降，心情也越来越糟糕，甚至出现自杀的念头……

　　患者最初的症状是失眠、头晕、头胀、心烦、疲乏，这些症状很容易被联想为"神经衰弱"。通常，在临床中遇到类似的主诉，医生也常常会诊断为"神经衰弱"，而且患者也很容易接受这个诊断。但事实上，这一诊断既缺乏明确的定义，也缺乏可信度。仔细分析一下就会发现，患者的症状如情绪较差、疲乏、思维能力下降、失眠、有消极的想法等都是抑郁症患者常常有的症状表现，因此，采用抗抑郁药治疗和心理疏导都会获得良好的效果。

　　4. 浑身是病的"药罐子"型隐匿性抑郁症

　　小王觉得自己真地病了，每天晚上睡不好觉，醒后难以再入梦乡；天头昏、头痛、疲劳、胸闷，还有腹胀、心动过速、记忆减退等症状，有时还尿频尿急。她跑了好多家医院，除了儿科未看过外，其他各科都看了，做了全身检查，X光、胃镜、心电图、脑电图，甚至CT、核磁共振……检查结果一切正常，使她既喜又忧。喜的是内脏都正常，忧的是确实浑身不舒服。

西医说她得了"神经官能症"或"神经衰弱"，中医说"肾亏""体虚"，众说纷纭，莫衷一是。后来来到精神卫生中心，医生让她每天服用一粒"百忧解"之后，才病去体愈。原来，小王得了隐匿性抑郁症。

真正的抑郁症状被隐匿在繁多的主诉后面，使人难识其庐山真面目。隐匿性抑郁症常见的主诉是浑身有说不清楚的难受，症状繁多，可涉及呼吸、消化、心血管、泌尿生殖、肌肉骨骼及中枢神经等系统，往往会误诊为各种疾病，而给予一般性的镇静安眠、止痛药或养血安神等治疗。由于治标未治本，故收效甚微。隐匿性抑郁症的症状还有"昼重夕轻"的昼夜节律和"春秋季重，夏季轻"的季节性节律。大多数患者有焦虑情绪，女患者在月经期间焦虑加重。经抗抑郁剂治疗后，病情迅速好转。

三、隐匿性抑郁症的诊断与治疗

对于躯体表现复杂的隐匿性抑郁症患者，躯体症状对抑郁症并没有诊断意义，还需要根据患者有心境低落和其他抑郁症状才能做出抑郁症的诊断。

隐匿性抑郁症，虽然不会引起"胡言乱语"，也不会引起明显的行为紊乱，但是它使患者感到了心灵和躯体的双重痛苦。而且因为表面上看起来抑郁症患者是正常的，故常常被亲友和同事们误解为"没有病""没病装病"。其实，抑郁症患者所感到的痛苦是真真实实的痛苦，但是，看不到摸不着，又不被人们所理解，因而他们大多对别人的言语很敏感，对别人的同情则心存感激。所以，医生和周围的亲人朋友应该多给他们一些爱心、关心和耐心，使他们早日摆脱抑郁症的困扰。

第七节　躁狂性抑郁症

一、躁狂性抑郁症的含义

"潮涨潮落"，人们多对自己熟悉的亲人或者朋友的情绪起伏司空见惯。但是，当你发觉一个你所关心的人情绪好得离奇，没有什么值得那么高兴的事却整日欢喜得手舞足蹈，你是否想过他或她有可能正在被一种精神疾患——躁郁症折磨呢？他或她也有可能会转而情绪糟得要自杀呢！那是什么样的一种精神障碍呢？躁郁症是躁狂性抑郁症的简称，精神障碍诊断分类学中称作双相型情感障碍或躁狂抑郁型情感障碍。躁郁症的典型表现是间歇发作的以情绪过分高涨为主的躁狂状态和有时降为悲观无望的抑郁状态，其中多间以情绪正常的缓解期。

时有冬夏，月有圆缺。生活中的每个人都有情绪良好与感觉不佳之时，但躁郁症的情绪过高与过低则是一种不同于正常情绪变化的病理状态。躁郁症患者发病时的情绪和其当时的生活事件及环境完全缺乏正常的联系，但这既不是患者的过错，也不是什么个性弱点，或情绪性格的不稳定，而是一种需要医治和帮助的疾病状态。对其进行及时恰当的治疗能有效地控制症状和维持患者正常的心理与社会功能。

躁郁症并不是一种罕见的病，大约每一千人里就会有几个人罹患这种疾病。这种精神障碍通常在青年或成年早期发病，也有在儿童或五十多岁时发病的。由于没有认识到这一点而耽误治疗，贻害患者、家人及相关联的人的情形很常见。即使在美国，躁郁症从最开始发病到确诊也往往会辗转达八年之久。许多患者常年甚至几十年挣扎于疾病的折磨与痛苦之中。躁郁症发病可以带来各种各样的个人、家庭和社会问题，例如：自杀、酗酒、药物或毒品滥用、婚姻与家庭问题、工作与社会问题等。及早发现、正确诊断、恰当治疗可以防止多种因发病而导致的危害。要及时发现是否患了躁郁症，就需要了解这种疾病的基本症状表现。

典型案例

某男，37岁，已不能工作多年，在对他已失望的妻子的劝说下，终于同意住院做全面评估。在他整夜参加舞会及整日购物一周之后，妻子对他说如果他不住入精神病医院，便要离开他。入院时他讲话很快，情绪愉快，有感染力，未发现妄想和幻觉。

七年前他做保险调停人时，曾有轻度、间歇的抑郁症状：焦虑、疲倦、失眠及食欲减退。当时他将症状归咎于工作中精神过于紧张，且一二个月后便恢复了。

一年多以后在常规体检中，他被发现有一个无症状的甲状腺肿块，切除了肿块（乳头状囊肿）后一个月，他的心境发生了戏剧性变化，有25天精力显著旺盛、活动过多、心情愉快，接着有5天抑郁，这时睡眠很多并感到几乎不能行动。情绪高涨期与抑郁期交替出现，很少有"正常的"日子，如此连续多年。

在精力充沛的日子，他表现乐观、自信，但性情暴躁及容易激惹，在工作上反复无常，他还会花许多钱买些不需要的及平时不爱买的东西，如昂贵的立体音响系统及几条德国种的短毛猎犬。他亦有几次冲动式的性行为。在抑郁期，因为疲倦、缺乏动力及心境抑郁而往往整日卧床。他为前几周的不负责任及过分的行为而内疚。他停止进食、洗澡和刮胡子。这种"退缩"维持几天以后，他在某天早晨感到好些时便起床，随之在两天内恢复工作。这时他往往狂热地投入抑郁期中停止下来的工作，但工作效果欠佳。

他自己和妻子都否认他有用成瘾药物史，只是在活动过多时期大量饮酒。五年前雇主认为他的过度活动是由于用成瘾药物所致而开除了他，此后他依靠妻子生活。

两年前他同意去精神科检查，但不够合作并不肯服医生开的包括锂盐、抗精神病及抗抑郁的几种药。他的心境继续波动，很少间断，直到这次住院。

住院后经检查，血生化、血球计数、CT 及认知心理测验均无特殊。甲状腺机能测验发现有机能减低的迹象，但没有临床症状。一周后他从情绪高涨期转变为抑郁期。后被诊断为躁狂性抑郁症。

二、躁狂性抑郁症的症状

以下是躁狂性抑郁症最常见的症状，但是不同的患者可能有不同的表现。

①自我评价过高；

②休息和睡眠的需求减少；

③注意力分散和焦躁增加；

④过分涉足舒适活动，常导致痛苦的结果，包括刺激性、攻击性和破坏性行为；

⑤交谈增加；

⑥过高的情绪和欣快感；

⑦性欲亢进；

⑧精力增加；

⑨非特征性的判断力下降。

诊断躁狂性抑郁症，患者必须表现一定程度的躁狂和抑郁症状。躁狂性抑郁症可能与其他精神疾病的症状相同，需就医诊断。

三、躁狂性抑郁症的诊断

由于抑郁症经常与其他医学问题共存，如心脏病、癌症、糖尿病和其他心理疾病如药物滥用或焦虑症，因而早期诊断和治疗是恢复的关键。精神病学家或其他精神健康专业人员可在进行仔细的精神检查和详细病史回顾后做出诊断。

躁狂性抑郁症的治疗医生常常根据以下情况决定治疗躁狂性抑郁症的措施：

①患者年龄、健康状况和病史；

②疾病的程度；

③对特殊药品、检查和治疗的耐受性；

④对病情的估计；

⑤患者对治疗的意见和选择。

四、躁狂性抑郁症的治疗

躁狂性抑郁症的治疗可以采取药物治疗、心理治疗和电休克治疗。认识躁狂性抑郁症有关的情绪波动和变化是有效治疗的关键，并可避免不顾后果的躁狂行为所导致的潜在痛苦的后果。

第三章　抑郁症的判断及心理治疗

第一节　你需要心理治疗吗

现实生活中，无论是身体的毛病还是心理的困扰，我们总希望忍耐一下就会转入正常。如果忍耐一段时间还没有好，我们就会购买药品服用，阅读治病的书刊，或者挑选新的诊疗办法。

心理治疗在我国属于一个新兴的医疗专科，许多在感情、人际关系、工作或学业方面有了问题的人常常问："我需要心理治疗吗？""什么时候去看心理医生？"让我们看一下心理医师的回答。

如果你在感情或人际关系方面有下列问题，通常可以从心理治疗中得到帮助：

①感到孤独和寂寞，希望得到别人的关怀，却难以和他人建立亲密关系。

②对生活中的重大事情无法决定，总是怀疑、犹豫，如结婚、生子等。

③不幸接踵而至，如离婚、自杀倾向、亲友间的暴力等，自己无法应付。

④由于至爱亲朋的远离和过世而形成自我怨恨或罪恶的症

结，难以解脱。

如果已在工作中出现下列问题，便是进行心理治疗最适当的时候：

①总是找不到自己想要做的"如意"工作。

②感觉陷入被动工作状态，每天上班总是不快乐。若放弃现在的工作，又不知如何是好。

③在工作单位自己的能力不被重视、自己的困难无法表达，对自己深感失望和气馁。

④在工作中时常和领导产生矛盾，动辄与同事发生纠纷。

⑤工作压力较大，由于工作差错或身体健康原因，常常不能完成任务。明知工作过度，却不知怎样调节。

如果你或你的孩子在生活或学习方面有下列问题，通常是进行心理治疗的适当时机：

①功课明显退步，讨厌学校，不肯上学或经常逃学。

②经常发脾气，与别人争吵、打架，很难控制自己的脾气或冲动。

③显示出失眠、沮丧的行为，常常哭泣懊恼，抱怨自己的生活不快乐、人生无意义。

④缺乏自信心，容易紧张、焦虑和害羞，担心的事情较多，以致影响生活和人际交往。

⑤出现与年龄不相称的困扰行为，如高度警觉、咬指甲、不专心、尿床、口吃等问题。

进行心理治疗不一定要等到精神上已有重大压力时。每一个人从小到大总会遇到或大或小的打击、挫折和失败，当困扰感受超过了个人可独立解决的程度时，便可找心理医生帮助。

第二节 测一测自己的抑郁程度

一、抑郁症自我测评方法 1

1. 我因一些小事而烦恼；

2. 我不大想吃东西，我的胃口不好；

3. 即使家属和朋友帮助我，我仍然无法摆脱心中的苦闷；

4. 我觉得我和一般人一样好：

5. 我在做事时无法集中自己的注意力；

6. 我感到情绪低落；

7. 我感到做任何事都很费力；

8. 我觉得前途是有希望的；

9. 我觉得我的生活是失败的；

10. 我感到害怕；

11. 我的睡眠情况不好；

12. 我感到高兴；

13. 我比平时说话要少；

14. 我感到孤单；

15. 我觉得人们对我不太友好；

16. 我觉得生活得很有意思；

17. 我曾哭泣；

18. 我感到忧虑；

19. 我觉得不被人们喜欢；

20. 我觉得无法继续我的日常工作。

每一项问题的回答分4个等级：没有（0分）、少有（1分）、常有（2分）、一直有（3分）。评定时间为一周，主要统计指标为：总分 ≤ 15 分为无抑郁症状，16~19 分为可能有抑郁症，≥ 20 分为肯定有抑郁症。

二、抑郁症自我测评方法2

	偶有	少有	常有	持续
1. 我觉得闷闷不乐、情绪低沉；	1	2	3	4
2. 我觉得一天之中早晨最好；	4	3	2	1
3. 我一阵阵哭出来或者觉得想哭；	1	2	3	4
4. 我晚上睡眠不好；	1	2	3	4
5. 我吃的跟平常一样多；	4	3	2	1
6. 我与异性接触时和以往一样感到愉快；	4	3	2	1
7. 我发觉我的体重在下降；	1	2	3	1
8. 我有便秘的苦恼；	1	2	3	4
9. 我心跳比平时快；	1	2	3	4
10. 我无缘无故地感到疲乏；	1	2	3	4
11. 我的头脑跟平常一样清楚；	4	3	2	1
12. 我觉得经常做的事情并没有困难；	4	3	2	1
13. 我觉得不安而平静不下来；	1	2	3	4
14. 我对将来抱有希望；	4	3	2	1
15. 我比平常容易生气与激动；	1	2	3	4
16. 我觉得做决定是容易的；	4	3	2	1
17. 我觉得自己是个有用的人，有人需要我；	4	3	2	1
18. 我的生活过得很有意思；	4	3	2	1
19. 我认为如果我死了，别人会生活得好些；	1	2	3	4
20. 平常感兴趣的事我仍然感兴趣。	1	2	3	4

抑郁严重度指数 = 各条目累计分 /80。

0.5 以下者为无抑郁；0.5~0.59 为轻微至轻度抑郁；0.6~0.69

为中至重度抑郁；0.7 以上为重度抑郁。

三、伯恩斯抑郁症清单（BDC）

美国新一代心理治疗专家、宾夕法尼亚大学的 David D. Burns 博士曾设计出一套抑郁症的自我诊断表"伯恩斯抑郁症清单（BDC）"，这个自我诊断表可帮助你快速诊断出你是否存在着抑郁症，且省去你不少用于诊断的费用。

1. 悲伤：你是否一直感到伤心或悲哀？

2. 泄气：你是否感到前景渺茫？

3. 缺乏自尊：你是否觉得自己没有价值或自以为是一个失败者？

4. 自卑：你是否觉得力不从心或自叹比不上别人？

5. 内疚：你是否对任何事都自责？

6. 犹豫：你是否在做决定时犹豫不决？

7. 焦躁不安：这段时间你是否一直处于愤怒和不满状态？

8. 对生活丧失兴趣：你对事业、家庭、爱好或朋友是否丧失了兴趣？

9. 丧失动机：你是否感到一蹶不振，做事情毫无动力？

10. 自我印象可怜：你是否以为自己已衰老或失去魅力？

11. 食欲变化：你是否感到食欲不振？或情不自禁地暴饮暴食？

12. 睡眠变化：你是否患有失眠症？或整天感到体力不支，昏昏欲睡？

13. 丧失性欲：你是否丧失了对性的兴趣？

14. 臆想症：你是否经常担心自己的健康？

15. 自杀冲动：你是否认为生存没有价值，或者生不如死？

每一项问题的回答分四个等级：没有（0分）、轻度（1分）、中度（3分）、严重（4分）。0~4分：没有抑郁症；5~10分：偶尔有抑郁情绪；11~20分：有轻度抑郁症；21~30分：有中度抑郁症；31~45分：有严重抑郁症，并需要立即治疗。

假如你通过伯恩斯抑郁症清单测试表测出你患有中度或者严重的抑郁症，建议你赶紧去接受专业帮助，因为当你需要援助而没有及时地寻求援助时，就可能被你的问题击毁。

第三节　抑郁症的自我检查

学会自我检查方法，更有利于在早期发现抑郁症。怎样进行自我检查呢？

（1）最少每月一次自行触摸颈部、腋窝、腹股沟等处，检查是否有肿大的淋巴结（一般认为，小于花生米大小的淋巴结属于正常），肿大淋巴结质地如何，是否固定，有无压痛。

（2）长期咳嗽时，应注意咳出的痰中是否有血丝，注意咳嗽的时间、胸痛的部位、血量的多少、血丝的颜色等。

（3）食欲不振并出现消瘦、上腹痛时，若伴有恶心呕吐，要注意观察呕吐物中是否带有黑褐色内容，注意观察大便是否呈柏油状或带血，大便的形状是否有改变。

（4）女性每天或每周观察白带是否混有血性分泌物，白带是否带有腥臭味。

（5）每天大小便的习惯有无改变。特别注意大便时有无疼痛感、下坠感及粪便的外形有无改变。小便时观察射程是否缩短，有无白色分泌物排出，有无血尿，会阴部是否有不适感等。

（6）长期原因不明发热时，应注意测量体温，每日四次，早、中、晚、夜间各一次，连续三天，并做记录。必要时查血常规、血沉等。

（7）男性应注意阴茎包皮是否过长，尿道口处是否有溃疡结节，阴茎冠状沟是否有易出血的菜花样肿物。

（8）剧烈活动后出现四肢疼痛且活动受限制时，应注意四肢关节有无肿胀，皮下是否可触摸到肿物。若四肢长骨部位出现无痛性肿块，应及时去医院骨科就诊。

第四节　如何对抑郁症进行心理治疗

俗话说"心病还须心药医"，绝大多数的抑郁症患者病前有一定的诱因（如挫折、遭受不幸等），同时在出现情绪抑郁、低落过程中产生悲观、失望和孤独、无助感。一般来说，这些情况可以用心理治疗——即所谓的"心药"来处理。因为根据国外近20年来的临床研究发现，相当一部分的抑郁症患者经过心理治疗或多种治疗方法（合并药物）的处理或帮助后可以治愈或者得到缓解。如美国曾做过一项大样本的随访研究，发现人际心理治疗和认知行为治疗对抑郁症门诊患者的疗效与三环类抗抑郁药（丙咪嗪）相似，有效率为60%~80%。

心理治疗对抑郁症患者来说是比较合适的，首先，因为它不会产生像药物治疗和电休克治疗所致的生理副反应，因此对那些药物副反应明显或害怕电休克治疗的患者来说比较适用。其次，临床上约有10%~30%的难治性患者，即使用药物后没有疗效的抑郁症可以合并心理治疗以取得效果。最后，药物可以治疗抑郁症状，但停药后相当一部分患者仍会复发或在今后的生活中遇到挫折又会出现抑郁，而心理治疗可以教会患者如何去面对和适应挫折，调节自己的心理，即所谓的"吃一堑，长一智"，最终，提高患者的心理和社会适应技能。另外，临床上药物和电休克的治疗效果在4~6周内便出现，而心理治疗的效果则是在6~8周后出现，即它的疗效出现时间较慢，但疗效较稳定。所以，不要因为2~4周未见疗效而放弃心理治疗。

根据不同的抑郁表现和临床医生的擅长，可以选用不同的心理治疗方法。这就像溃疡病的治疗，可以用西药，也可以用中药或外科手术治疗一样。如果患者一直郁郁寡欢、悲悲切切，像《红楼梦》中所述的林黛玉式的抑郁性性格的话，可以采用支持、安慰或心理动力学的方法治疗，着重消除自卑心理，提高自信。如果患者表现为不善交际，与领导和同事关系不好，孤僻、退缩和与社会隔离，可以采用社交技巧训练、人际关系指导，帮助其学会如何与人交谈和交往，同时使其认识到人是社会性的，不可能孤立于社会而生活，每日要与人打交道，从而提高患者的社会适应性和交往能力。如果患者是因为婚姻矛盾、家庭破裂等出现的抑郁、悲观和绝望，可以考虑采取夫妻指导、家庭关系咨询协调以及性心理等方面的心理治疗，解决处理婚姻和家庭问题，从而缓解抑郁症状。

当然，心理治疗也不是万能的，对一些严重的抑郁症患者来说，应先是药物治疗或者电休克治疗，然后再考虑合并使用心理治疗的方法。另外，需要注意的是，心理治疗并不排斥其他治疗方法的应用，尤其是药物治疗，倘若与药物治疗合用，对抑郁症患者往往会起到事半功倍的叠加效用。

第五节 认知疗法

认知疗法，是以纠正和改变患者适应不良性认知为重点的一类心理治疗的总称，它以改变不良认知为主要目标，继而也使患者情感及行为产生变化，以促进心理障碍的好转。认知疗法又分为理性情绪疗法、自我指导训练、问题解决疗法及贝克（Beck）认知疗法等，这里重点介绍贝克认知疗法。

一、认知疗法的基本理论

Beck 认为，抑郁的认知理论是基于患有抑郁症者以扭曲方式来诠释多样事件的一些假设。Beck 也提出，虽然传统上抑郁倾向聚焦在情感的部分，但认知疗法会抓出不良功能的认知并对呈现抑郁特征的情绪、行为与失功能的部分加以改变。

1. 认知三角（Cognilive triad）

认知三角，即个体与外界互动时对于自我、他人及未来所产生的认知内容。Beck 认为，个体若在此三个认知向度产生问题，譬如产生个人中心化的想法、极端化的想法、遵循规则的想法，就会产生负向的认知三角，并以此负向的认知来评估自我、世界及未来。一个抑郁的人可能对自己有这样的负向想法："我是愚蠢、懦弱、失败的人。"他可能认为别人对他的看法是："你真是个木头人、自私鬼。"并且认为事情一定会越搞越糟。这种负向、自我否定的想法在个体的感受及信念中扮演很重要的角色，同时个体的感受和信念也会交互影响他的想法。抑郁悲观的人总是记住并回忆那些负向事件，因此会产生情绪上的困扰。

2. 自动化思考（Automatic thoughts）

在 Beck 的临床研究中，他发现个体在引发情绪反应之前总是在脑海中出现一些"自动化的思考"。这种思考的出现通常是颇为自动且迅速的，而且常是模糊、不完整、不请自来的，因此个体很难加以终止——且会毫不迟疑地全盘接受。抑郁症患者通常对自己、世界及未来具有负向的自动化思考，因此他们常觉得无助、无望、寂寞、受挫，并有罪恶感。

3. 基模（Schema）

基模是个人的认知行为基本模式。它是由过去经验的累积与不断的修正所形成，透过基模的运作，可将新的信息与过去的咨询相联结以对外界信息做出最快的解释与反应。而处理和自我有关的信息的基模称之为"自我基模（self-schemata）"。Beck 强调，"自我基模"是处理和自我有关的信息的机构，一个人的"概念形成"遵从"自我基模"的运作，并决定所获得信息的处理方式。

4. 认知扭曲（Cognitive distortion）

认知扭曲指的是错误的信息处理过程。当个体在处理外界信息时，他通常会扭曲信息以适应相关的认知基模。Beck 这样描述情绪障碍者可能出现的几个认知扭曲：

（1）二分法、绝对的想法：对事件的想法、看法是极端的二分法或绝对，事情不是对就是错，东西不是黑就是白。

（2）过度类推：根据一件无关的小事，就对整个事件甚至无关的事件下结论。

（3）个人中心化想法：过度地把责任都归到自己身上，常常以为事情都与自己有关，自己应该对所有事情都负责。

（4）断章取义：只看事件消极的一面而忽略它积极的一面。

（5）夸大与低估：把一件不重要的事情看得比实际重要，而把重要的事情看成毫无意义可言。

（6）任意推论：对事件乱做推理，常常根据相反的事实或毫无任何证据的支持就对事件下结论。

二、认知疗法的适应范围

（1）对轻至中度的抑郁症及非精神病性抑郁最为有效。

（2）对躯体疾病或生理功能障碍伴发的抑郁症也有较好的疗效。

（3）内因性抑郁或精神病性抑郁，需配合药物治疗。

（4）适用于广泛性焦虑症、惊恐障碍、恐怖性强迫症、酒瘾、药瘾等。

（5）可用于治疗多种不同的心身疾病，如偏头痛、慢性疼痛等。

（6）对多动性行为障碍、冲动性行为等行为问题，也有较好疗效。

三、认知疗法的三原则

（1）你的一切情绪，都是由你的思想或认知所产生的，"你目前的思想状况怎样，你也就感觉怎样"。

（2）当你感到抑郁时，是因为你的思想完全被"消极情绪"所控制，整个世界好像在黑暗的阴影笼罩之下。你往往相信事实正如你所想象的那样糟糕。

（3）消极思想几乎总是带有严重的歪曲性，它几乎是你一切痛苦的唯一原因。

四、改变思考模式

根据认知理论，当你感到沮丧时，你可以根据下面十个方面去分析思考，你会发觉你是在愚弄自己：

（1）绝对化的思想。你把一切事物都看得泾渭分明，好像

别让抑郁打败你

一个平时成绩优秀的学生偶尔得了一次"良"，于是便认为自己是彻底的失败者一样。这种思想"会使你无休止地怀疑自己，认为不论做什么都不会及格"。

（2）过于普遍化。由于有过一次不愉快的经历，你就认为在别的事上也会同样倒霉。如一个羞怯的男青年邀一个姑娘约会，被拒绝后，他对自己说："我永远也得不到约会了，我终生将是孤独和悲惨的。"

（3）精神过滤。你看到事物的消极一面，脑中就总是想着它，好像戴上了一副有着特殊镜片的眼镜，把一切积极的东西都过滤了。于是你很快得出结论，认为每件事都是消极的。

（4）自我轻视。看到周围的佼佼者的许多长处，可自己的一些愿望却无力实现，因而产生自卑心理，遇事总想着自己不行。

（5）武断地乱下结论。你设想别人瞧不起你，但不去检验设想正确与否；你展望未来，认为尽是灾难。

（6）放大与缩小。即把自己的缺点放大、优点缩小，歪曲本来面目。

（7）情感上的推论。"我感到内疚，因此我一定干了坏事。"你的感情似乎就是思想的根据。

（8）应该论。"我应该做这件事"或者"我必须做那件事"，都是你感到内疚的思想，它们不能使你去实干一件事。

（9）乱戴帽子。如果你选择并为之努力的目的达不到，你会想"我是个失败的人"，而不去想"我选择错了"。记住，你自己不可能等于你所做的任何一件事。

（10）个人化。你想"无论发生什么事，无论别人干什么，都是我的过失"，总有个"责任问题"缠绕着你。

第六节 行为疗法

行为疗法亦称矫正疗法，此法源于行为主义理论，并运用行为主义方法来进行咨询和治疗。俄国著名生理学家巴甫洛夫（1849—1936 年）的条件反射理论及其发现的条件反射作用现象、美国著名心理学家和行为主义理论创始人华生（1878—1958 年）的模拟恐怖实验、美国著名心理学家斯金纳（1904—1990 年）的操作条件反射理论，被概称为行为理论。

行为理论认为，只有根据一个人的外显行为才能决定此人是正常的还是异常的，若人行为不正常，则此人就是异常的。所有的行为都是由学习获得的。咨询人员可以通过对个体的再训练（再教育或重新建立条件反射）的方法（即教他对周围环境中的刺激做新的适宜反应）和在某些方面改变他的环境的办法把不正常的行为变为正常。这就是行为疗法的基本原理。

行为疗法有多种具体的方法，常用的有以下几种：

（1）系统脱敏法。又称交互抑制法、对抗条件作用。它应用经典条件反射原理，逐步地使正常反应加强、不正常的反应消失，从而达到行为矫正的目的。也就是让患者分步骤地接触使他引起敏感反应（如恐惧、焦虑、厌恶等）的事或物，由反应程度轻的逐步过渡到反应程度重的，使他逐渐习惯而消除敏感。此法常用于恐惧症、焦虑症、抑郁症等。另一种脱敏法是冲击疗法（又名暴露疗法、满灌法），即让患者直接接触敏感的事或物，并促其坚持，从而达到脱敏的目的。

（2）厌恶疗法。又称处罚消除法。此法也是根据巴甫洛夫的经典条件反射原理而发展起来的。咨询者帮助咨询对象将要消除的行为或症状同某种使之厌恶的或处罚性的刺激结合起来，通过厌恶性条件作用，从而达到消除或减少不良行为的目的。此法常用于戒烟、戒酒或药瘾以及矫正性变态、强迫症和某些其他不良行为。

（3）模仿法。又称示范法、观摩法。这是根据美国心理学家班杜拉的社会学习理论而创立发展出来的。社会学习理论认为，人有许多复杂的行为是不可能通过经典条件反射和操作条件反射的作用来简单地加以控制或改变的，必须通过观摩、示范或学习，通过模仿才能获得。中国人常说的"近朱者赤，近墨者黑"就是这个道理。根据社会学习理论，咨询者可设计一些程序，使咨询对象有机会通过模仿学习获得新的行为反应，或用适当的行为取代不适当的行为。

应用行为疗法，对治疗亚健康中的某些心理疾患具有良好效果。例如，治疗强迫症、焦虑症、抑郁症等。

第七节　森田疗法

森田疗法（Moritatherapy）由日本慈惠医科大学森田正马教授于 1920 年创立，是一种顺应自然、为所当为的心理治疗方法。森田疗法主要适用于治疗神经症、抑郁症、植物神经失调等身心疾病。几十年来，经森团的后继者的不断发展和完善，已成为一种带有明显的东方色彩并被国际公认的有效实用的心理疗法。

一、"顺应自然"的治疗原理

森田认为，要达到治疗目的，说理是徒劳的。正如从道理上认识到没有鬼，但夜间走过坟地时照样感到恐惧一样，单靠理智上的理解是不行的，只有在感情上实际体验到才能有所改变。而人的感情变化有它的规律，注意力越集中，情感越加强；听其自然不予理睬，反而逐渐消退；在同一感觉下习惯了，情感即变得迟钝；对患者的苦闷、烦恼情绪不加劝慰，任其发展到顶点，也就不再感到苦闷、烦恼了。因此，要求患者对于症状首先要承认现实，不必强求改变，要顺应自然。

什么叫顺应自然呢？森田把它看作是相当于佛禅的"顿悟"状态。所谓"顿悟"，就是让患者认识并体验到自己在自然界的位置，体验到对超越自己控制能力的平常事，看得很严重而产生抗拒之心，结果使自己陷入了神经质的旋涡。因此，要使患者认识情感活动的规律，接受自己的情感，不去压抑和排斥它，让其自生自灭，并通过自己的不断努力，培养积极健康的情感体验。

二、"为所当为"的治疗原理

森田疗法把与人相关的事物划分为两大类：可控制的事物和不可控制的事物。所谓可控制的事物是指个人通过自己的主观意志可以调控、改变的事物，而不可控制的事物是指个人主观意志不能决定的事物。

森田疗法要求患者通过治疗去学习顺应自然的态度，不去控制不可控制之事，如人的情感；但还是注意为所当为，即控制那些可以控制之事，如人的行动。即"为所当为"是指在顺应自然的态度指导下的行动，是对"顺应自然"治疗原则的充实。

1. 忍受痛苦，为所当为

森田疗法认为，改变患者的症状，一方面要对症状采取顺应自然的态度，另一方面还要随着本来有的生命欲望，去做应该做的事情。通常，症状不会即刻消失，在症状仍存在的情况下，尽管痛苦也要接受，把注意力及能量投向自己生活中有确定意义且能见成效的事情上，努力做应做之事；把注意力集中在行动上，任凭症状起伏，则有助于打破精神交互作用，逐步建立起从症状中解脱出来的信心。例如：对人恐惧的人，不敢见人，见人就感到极度恐惧。森田疗法要求其带着症状生活，害怕见人没关系，但该见的人还是要见，可带着恐惧与人交往，注意自己要做什么。而这样做的结果，患者自己就会发现，原来想方设法要消除症状，想等症状不存在了再与人接触，其实是不必要的，过去为此苦恼，认为不能做，是因为老在脑子里想而不去做。而"为所当为"要求患者该做什么马上就去做什么，尽管痛苦也要坚持，就打破了过去那种精神束缚行动的模式。

2. 面对现实，陶冶性格

森田疗法的专家高武良久指出："人的行动一般会影响其性格，不可否认，一定的性格又会指导其做出一定的事情，但仅仅看到这一方面，则是一个片面性的认识。我们也不能忘记'我们的行动会造就我们的性格'，这一客观事实。而这一点，才是神经质性格得以陶冶的根本理由。"

神经质患者的精神冲突，往往停留在患者的主观世界之中，他们对引起自己恐惧不安的事物想了又想、斗了又斗，但在实际生活中，对引起其痛苦的事物却采取了一种逃避和敷衍的态度。事实上，单凭个人主观意志的努力是无法摆脱神经质症状的苦恼的，只有通过实际行动，才会使思维变得更加实际和深刻。实际行动才是提高对现实生活的适应能力的最直接的催化剂。对此，高武良久举例说，要学会游泳，不跳入水中就永远也学不会。即使完全不会游泳，跳入水中也是完全可以做到的，然后再逐步学习必要的技术。与此道理相同，神经质患者无论怎么痛苦，也会在别人指导下做到想做的事，这样就可以在不知不觉中得到自信的体验。要想见人不再感到恐惧，只有坚持与人接触，在实际接触中采用顺应自然的态度，使恐惧感下降，才能逐步获得自信。前面已经谈到，"为所当为"有助于使症状得到改善，其中很重要的一点，就是要在实际生活中将精神能量引向外部，就要注意所做的事情，而这就减少了指向自己身心内部的精神能量。而与外部世界的实际接触，又有助于患者认识自身症状的主观虚构性。这一过程实际上是使内向型性格产生某种改变的过程。

在顺应自然的态度指导下的"为所当为"，有助于陶冶性格。这种陶冶并非彻底改变，而是对其性格的不同部分进行扬弃，即发扬神经质性格中的长处：认真、勤奋、富有责任感等；摈弃神经质性格中的致病之处：神经质的极端的内省及完善欲。

由此可见，顺应自然既不是对症状消极忍受、无所作为，也不是对症状放任自流、听之任之，而是按事物本来的规律行事，凭症状存在，不抗拒排斥，带着症状积极生活。顺应自然、"为所当为"治疗原则的着眼点是，打破精神交互作用，消除思想矛盾，陶冶性格。"为所当为"治疗原则还反映了森田疗法对意志、情感、行动和性格之间的关系的看法，即意志不能改变人的情感，但意志可以改变人的行为；通过改变人的行为来改变一个人的情感，陶冶一个人的性格。

第八节　有趣的其他心理治疗方法

心理疗法丰富多彩，古今中外的许多诊疗奇闻佳话不仅可使人惊笑一番，还会使人有"喜怒哀乐"皆是药之感。这些独具特色的心理疗法不但有着神奇的疗效，而且蕴藏着丰富的科学道理。

一、激怒疗法

传说战国时代的齐闵王患了抑郁症，请宋国名医文挚来诊治。文挚详细诊断后对太子说："齐王的病只有用激怒的方法来理疗才能治好，如果我激怒了齐王，他肯定要把我杀死的。"太子听了恳求道："只要能治好父王的病，我和母后一定保证你的生命安全。"文挚推辞不过，只得应允，当即与齐王约好看病的时间。结果第一次文挚没有来，又约第二次，二次没来又约第三次，第三次同样失约。齐王见文挚恭请不到，连续三次失约，非常恼怒，痛骂不止。过了几天文挚突然来了，连礼也不见、鞋也不脱，就上到齐王的床铺上问疾看病，并且以粗话野话激怒齐王。齐王实在忍耐不住了，便起身大骂文挚，一怒一骂，郁闷一泻，齐王的抑郁症也好了。可惜，太子和他的母后并没有保住文挚的性命，齐闵王还是把他杀了。但文挚根据中医情志治病的"怒胜思"的原则，采用激怒患者的治疗手段却治好了齐闵王的抑郁症，给中国医学史上留下了一个心理疗法的典型范例。

二、逗笑疗法

清代有一位巡按大人，患有精神抑郁症，终日愁眉不展、闷闷不乐，几经治疗，终不见效，病情却一天天严重。经人举荐，一位老中医前往诊治。老中医望闻问切后，对巡按大人说："你得的是月经不调症，调养调养就好了。"巡按听了捧腹大笑，感到这是个糊涂医生，怎么连男女都分不清。自后，每想起此事，仍不禁暗自发笑，久而久之，抑郁症竟好了。一年之后，老中医又与巡按大人相遇，这才对他说："君昔日所患之病是'郁则气结'，并无良药，但如果心情愉快，笑口常开，气则疏解通达，便能不治而愈。你的病就是在一次次开怀欢笑中不药而治的。"巡按这才恍然大悟，连忙道谢。

三、艺术疗法

音乐室里，十多名患者伴着悠扬的乐声翩翩起舞；书画室挂满了患者自己创作的作品，患者们有的凝神运笔，有的挥毫泼墨；娱乐室中，患者们或三五成群地搓着麻将，或悠闲地读书看报。艺术行为治疗是将各种艺术治疗和行为治疗中的代币奖励治疗结合起来，治疗以单纯药物治疗效果不佳的慢性精神患者，促进患者社会功能的康复。对神经症、心理障碍、抑郁症等疾病有较好疗效，包括应用操作性音乐治疗、书法治疗、阅读治疗等具体方法。患者每两周轮换一室，每天由各室心理治疗医师讲解当天治疗活动的内容和治疗作用，然后由每人实际操作，治疗结束前要进行评分，到月底根据每人得分情况兑换各种生活用品、文具、食品等，以鼓励患者继续治疗，直到达到出院标准。

四、电脑疗法

北京回龙观医院从国外引进一套心理CT，它最多可提出566个隐蔽性极强的问题，然后将测试者的回答通过电脑网络传至医院数据库进行分析，并据此对其心理健康和心理素质做出判断，准确率高达88%。心理CT可帮助医生发现患者的焦虑、抑郁、恐惧等心理问题，并及时治疗和矫正。

五、宣泄法

通过这种方法可以使患者将内心不良的情绪体验表达出来，以减轻情绪反应的强度，缩短情绪体验的时间，从而使得情绪可以较快地得以恢复。我们常有这样的体会，当哭过之后，原来悲伤的情绪体验会很快地减轻，内心会感觉好受了许多，这就是通过哭泣而将悲伤情绪宣泄出来所起到的作用。此外，将内心不良的情绪体验向别人倾诉或者写在日记中等方法也具有相同的宣泄作用。而且，宣泄也可以通过一定的体育活动来进行。例如，有一位男孩子，当他感到不高兴时便去踢足球，将不快的情绪尽情发泄在运动上，这样痛快地踢完一场球，他的心里也痛快了许多。

六、转移法

将自己的注意力从引起抑郁情绪的刺激上转移开，也可以控制抑郁情绪的蔓延和加重。在烦闷的时候，可以去找一些知心朋友聊天，做一些自己感兴趣的事情，或者想想以前发生的令自己感到愉快的事情，这些做法都可以使抑郁情绪得以减轻。例如，对于一个因为失恋而产生心理抑郁的大学生，除了对他进行说理开导之外，可以引导他在学习上花更多的时间和精力，以取得优良的成绩，从心理上得到满足；或者根据个人兴趣参加学校的社团活动，充实课余生活，使自己的情感得到美的陶冶，在参与集体活动中摆脱心头烦恼；或者在有条件的情况下，利用假期从事旅游活动，领略祖国的大好河山和秀丽的自然景色等，使思想得以升华，从而使自己从抑郁的心境中解脱出来。

第四章 抑郁的时候，学会对抗它

第一节 抑郁是一个幻想的"怪胎"

抑郁使许多人无法履行自己的义务，因为抑郁消耗了他们的精力，损害和破坏了他们的创造力。抗拒抑郁是人类面临的重要心理问题之一。深受抑郁之害的人是无法充分发挥其应有才能的。如果处境困难，他就会束手无策；如果焦虑不安，他只会使自己无法做得更好。

许多人遭到失败，是因为他们老是喜欢停下来询问自己的最终结果将会怎样，他们将来是否能取得成功。这种不断对事情结果的询问导致了怀疑的产生，而怀疑对取得成功来说则是致命的。成功的秘诀在于集中心志，而任何一种忧虑都不利于集中心志，并且还会毁灭人的创造力。当一个人处在担忧和焦虑之中时，他的思想和心态是不可能集中的。当一个人的心态思想随着抑郁的心情而起伏不定时，干任何事情都不可能收到功效。在实际生活中，真正的痛苦其实并没有想象的那么大。

一位以美丽著称的女演员曾经说过："任何想变漂亮一点的人绝对不可以忧虑。忧虑意味着所有美丽的毁灭、消亡和破坏，意味着丧失活力、无精打采，意味着多愁善感，意味着无休无止的灾难。不要介意发生的事情，人绝对不可以忧虑。一旦懂得这一点，那就已经驶进了保持美丽容颜的高速公路的入口。"

如果一个忧虑重重的人能看到一幅他从不担忧时的画像该多好啊！如果他置身于另一幅自己忧虑重重时的画像旁，又该是一件多么令他震惊的事情啊！他忧虑重重时的模样看上去就像未老先衰，满脸都是恐惧和焦虑的皱纹，一副嫉妒、沮丧和了无生气的表情。这幅画中的他似乎要比那幅"快乐画像"中的他老许多岁，在那幅显出快乐的画像中，他是那样的朝气蓬勃、充满乐观和满怀希望。

抑郁纯粹是一种心理现象，是一个幻想中的怪物，一旦认识到这一点，我们的抑郁感就会消失。如果我们都被正确地告知，没有任何臆想的东西能伤害到我们；如果我们的见识广博到足以明了没有任何臆想的东西能伤害到我们，那我们就不会再忧虑这恐惧那了。

一位医生最近宣称："抑郁对人类来说，是一种如同勇敢一样的正常情感。"对此不敢苟同。因为毁灭人的才能、破坏人的自信或者压抑、窒息人的抱负的东西都是不正常的。这位医生显然把小心谨慎、深谋远虑混同于破坏人的自信、毁灭人的才能的忧虑思想了。前者可以使我们避免做那些可能伤害我们的事情，从而保护自己，但是，抑郁感则没有任何可以救助人的因素。

抑郁往往破坏所有能力的正常功能。造物主绝不会把那些损害效率、导致混乱和破坏幸福的恐惧注入人类的身体当中。每一种正常功能或者特性往往能提高、促进和加强我们身上最好的那些方面，否则这些功能或者特性就是不正常的。如果说抑郁是正常的，那就无异于说混乱不安也是一件好事情。

抑郁使创新精神陷于麻木，抑郁毁灭自信并导致优柔寡断，抑郁使我们意志动摇而不敢开始做任何事情，抑郁还使我们怀疑和犹豫；抑郁是能力上的一个大漏洞，有许多人把他们一半以上的宝贵精力浪费在毫无益处的恐惧和焦虑上面了。

勇敢的思想和坚定的信心是治疗抑郁的天然药物。勇敢和信心能够中和恐惧思想，如同化学家通过在酸溶液里加一点碱就可以破坏酸的腐蚀力一样。当人们心神不安时，当抑郁正消耗着人们的精力和活力时，人们不可能获得最佳效率，也不可能事半功倍地把事情办好。抑郁、愤怒和苦恼的人无法做到思维活跃、思路清晰。

抑郁总在反常的情况下表现得最为明显。体格强健之人、思维活跃之人、头脑理智之人是不大会抑郁的。在弱者即那些毫无活力和疲惫不堪的人身上，尤其是那些过着堕落生活的人身上，抑郁表现得最为明显。

我们迫切需要的东西便是使自己的身体、思想和道德保持在一种安全的状态，使得抑郁和焦虑不安的"病菌"无法在我们头脑里立足。

所有的抑郁在某种程度上都是与抑郁者的软弱感和力不从心有关，因为此时他的思想意识和他体内的巨大力量是分离的。一旦他使得心力交融，重新找到了让自己感到满意和大彻大悟的那种平和感，他就将体会到做人的荣耀。感受到这种力量和享受到这种无穷力量之后，他绝对不会满足于心灵的不安和四处游荡，绝对不会满足于许多人萎靡不振的模样。

看到某些人竟然游荡在充满恐惧的世界里，看到他们呈现出的一副副焦虑和担忧的面孔，似乎人生就是永恒的失意一样，这真是一件令人惋惜的事情。

一旦不再有抑郁，真正的幸福就要来临。届时，人类的美好信念和自信将达到极高的境界，人类绝不会像以前一样只是梦想着安全和自由，人类的力量和效率将提高一百倍。

第二节　威利·卡瑞尔的抗抑郁万灵公式

保持心理的平静，以平和的心态去勇敢地接受最坏的情况，这样你就不会再失去什么，一切也可以重新开始，抑郁就会悄悄地离你而去。

你是否想有一个快速而有效地消除抑郁的办法——那种不必再多往下看，就能马上应用的方法？

美国的威利·卡瑞尔发明了这个办法。卡瑞尔是一个很聪明的工程师，曾是纽约卡瑞尔公司的负责人。他在纽约工程师俱乐部做了一次演讲。

年轻的时候，我在纽约州水牛城的水牛钢铁公司做事。我必须到密苏里州水晶城的匹兹堡玻璃公司——一座花费好几百万美金建造的工厂，去安装一架瓦斯清洁机，目的是消除瓦斯里的杂质，使瓦斯燃烧时不至于伤到引擎。这种清洁瓦斯的方法是新的方法，以前只试过一次——而且当时的情况很不相同。我到密苏里州水晶城工作的时候，很多事先没想到的困难都发生了。经过一番调整之后，机器可以使用了，可是效果并不能达到我们所保证的程度。

我对自己的失败非常吃惊，觉得好像是有人在我头上重重打了一拳。我的胃和整个肚子都开始扭痛起来。有好一阵子，我担忧得简直没有办法睡觉。

最后，我的常识使我想起忧虑并不能解决问题，于是我想出一个不需要忧虑就可以解决问题的办法，结果非常有效。我这个反忧虑的办法，已经使用了30多年。这个办法非常简单，任何人都可以使用。其中有三个步骤：

第一步，我先毫不害怕而诚恳地分析整个情况，然后找出万一失败可能发生的最坏的情况是什么。没有人会把我关起来，或者把我给枪毙，这一点说得很准确。不错，我很有可能会丢掉差事，也有可能我的老板会把整个机器拆掉，使投下去的两万块钱泡汤。

第二步，找出可能发生的最坏情况之后，让自己在必要的时候能够接受它。我对自己说，这次的失败，在我的记录上会是一个很大的污点，可能会因此而丢掉差事。但即使真是如此，我还是可以找到另外一份差事。至于我的那些老板——他们也知道我们现在是在试验一种清除瓦斯的新方法，如果这种实验要花他们两万美元，他们还付得起。他们可以把这个账算在研究费用上，因为这只是一种实验。

发现可能发生的最坏情况，并让自己能够接受之后，有一种非常重要的事情发生了。我马上轻松下来，感受到几天以来所没有体验过的一份平静。

第三步，从这以后，我就平静地把我的时间和精力拿来试着改善我在心理上已经接受的那种最坏情况。

我努力找出一些办法，以减少我们目前面临的2万美元损失。我做了几次实验，最后发现，如果我们再花5000美元，加一些装备，我们的问题就可以解决。我们照这个办法去做之后，公司不但没有损失2万美元，反而赚了1.5万美元。

如果当时我一直忧虑下去的话，恐怕再也不可能做到这一点。因为忧虑最大的，就是会毁了我集中精神的能力。在我们忧虑的时候，我们的思想就会到处乱转，而丧失所有做决定的能力。然而，当我们强迫自己面对最坏的情况，而在精神上接受它之后，我们就能衡量所有的情形，使我们处在一个可以集中精神解决问题的地位。

我说的这件事情，发生在很多很多年以前，因为这种做法非常好，我就一直使用着。结果呢，我的生活里几乎完全不再有烦恼了。

为什么卡瑞尔的万灵公式这么有价值、这么实用呢？从心理学上来讲、它能够把我们从那个巨大的灰色云层里拉下来，让我们不再抑郁而盲目地摸索，它可以使我们的双脚稳稳地站在地面上，而我们也知道自己的确站在地面上。如果我们脚下没有坚实的土地，又怎么能希望把事情想通呢？

"应用心理学之父"威廉·詹姆斯教授已经去世多年了，可是如果他今天还活着，听到这个面对最坏情况的公式的话，一定也会大为赞同的。为什么这么说呢？因为他曾经告诉他的学生说："你要愿意承担这种情况，因为……能接受既成的事实，就是克服随之而来的任何不幸的第一个步骤。"

林语堂在他那本销量很大的《生活的艺术》里也谈到了同样的概念，"心理的平静"，他说："……能接受最坏的情况，在心理上，就能让你发挥出新的能力。"

一点也不错，当我们接受了最坏的情况之后，我们就不会再损失什么，而这也就是说，一切都可以得回来。

很有道理，对不对？可是还有成千上万的人因抑郁而毁掉了他们的生活。因为他们拒绝接受最坏的情况，不肯由此以求改进，不愿意在灾难中尽可能地救出一点东西来。他们不但不重新构筑他们的财富，还参与了"一次冷酷而激烈的斗争"——终于变成我们称之为"抑郁症"的那种颓废的情绪的牺牲者。

是否愿意看看怎样利用卡瑞尔的万灵公式来解决忧虑呢？不妨听听美国人艾尔·汉里 1948 年 11 月 17 日在波士顿史帝拉大饭店亲口讲述的故事：

"1929 年，"艾尔·汉里说，"我因为常常发愁，得了胃溃疡。

有一天晚上，我的胃出血了，被送到芝加哥西比大学的医学院附属医院里。我的体重从175磅降到90磅。我的病严重到使医生警告我，连头都不许抬。三个医生中，有一个是非常有名的胃溃疡专家。他们说我的病'已经无药可救了'。我只能吃苏打粉，每小时吃一大匙半流质的东西，每天早上和每天晚上由护士拿一条橡皮管插进我的胃里，把里面的东西洗出来。

"这种情形经过了好几个月……最后，我对自己说，'你睡吧，汉里，如果你除了等死之外没有什么别的指望了，不如好好利用你剩下的这一点时间。你一直想在你死之前环游世界，所以你还想这样做的话，只有现在就去做了。

"当我对那几位医生说，我要环游世界、我自己会一天洗两次胃的时候，他们都大吃一惊。不可能的，他们从来就没有听说过这种事。他们警告我，如果我开始环游世界，我就只有葬身在海里了。'不，我不会的，'我回答说，'我已经答应过我的亲友，我要葬在尼布雷斯卡州我们老家的墓园里，所以我打算把我的棺材随身带着。

"我去买了一具棺材，把它运上船，然后和轮船公司协商好，万一我去世的话，就把我的尸体放在冷冻舱里，一直到回到老家的时候。我开始踏上旅程，心里只想着一着诗：

啊，在我们零落为泥之前，
岂能辜负，不拼作一生欢？
物化为泥，永寂黄泉下，
没酒、没弦、没歌妓，而且没明天。

"我从洛杉矶上了'亚当斯总统号'船向东方航行的时候，就觉得好多了，渐渐地不再吃药，也不再洗胃。不久之后，任何食物都能吃了——甚至包括许多奇奇怪怪的当地食品和调味品。这些都是别人说我吃了一定会送命的东西。几个礼拜过去之后，我甚至可以抽长长的黑雪茄，喝几杯老酒。多年来我从来没有这样享受过。我们在印度洋上碰上季风，在太平洋上碰上台风。这种事情就只因为害怕，也会让我躺进棺材里的，可是我却从这次冒险中得到很大的乐趣。

"我在船上和他们玩游戏、唱歌、交新朋友，晚上聊到半夜。我们到了中国和印度之后，我发现我回去之后要料理的私事，跟在东方所见到的贫穷与饥饿比起来，简直像是天堂跟地狱之比。我摈弃了所有无聊的担忧，觉得非常的舒服。回到美国之后，我的体重增加了 90 磅，几乎完全忘记我曾患过胃溃疡。我这一生从没有觉得这么舒服。我回去做事了，此后一天也没有病过。"

艾尔·汉里说，他发现他是在下意识里应用了威利·卡瑞尔征服抑郁的办法。

第一，他问自己："所可能发生的最坏情况是什么？"答案是："死亡。"

第二，他让自己准备好接受死亡。"我不得不如此，因为别无选择，几个医生都说我没有什么希望了"。

第三，他想办法改善这种状况。办法是：尽量享受自己所剩下的这一点点时间。如果他上船之前还继续抑郁下去，毫无疑问的，一定会躺在棺材里完成这次旅行了。可是他放松下来，忘了所有的麻烦，而这种心理平静，使他产生了新的体力，救了自己的性命。

所以，抗拒抑郁的规则是：如果有忧虑的问题，就应用威利·卡瑞尔的万灵公式，进行下面三件事情——

①问自己："可能发生的最坏情况是什么？"

②如果必须接受的话，就准备接受它。

③然后很镇定地想办法改善最坏的情况。

第三节　根据平均率告别抑郁

要在抑郁毁了你之前，先改掉抑郁的习惯。下面是抗拒抑郁的一条规则：让我们看看以前的记录，让我们根据平均率问问自己，我现在担心会发生的事情，可能发生的概率如何？

美国心理学家嘉里小时候生长在密苏里州的一个农场里。有一天，在帮助母亲摘樱桃的时候，嘉里开始哭了起来。妈妈说："嘉里，你到底有什么好哭的啊？"嘉里哽咽地回答："我怕我被活埋。"

那时候，嘉里心里充满了忧虑。暴风雨来的时候，嘉里担心被闪电打死；日子不好过的时候，嘉里担心东西不够吃；另外，嘉里还怕死了之后会进地狱；嘉里怕一个叫詹姆·怀特的大男孩会割下自己的两个耳朵；怕女孩子在自己脱帽向她们鞠躬的时候取笑自己；嘉里怕将来没有一个女孩子肯嫁给自己；嘉里还为结婚之后该对太太说的第一句话是什么而操心。嘉里想象会在一间乡下的教堂里结婚，会坐着一辆上面垂着流苏的马车回到农庄……可是在回农庄的路上，嘉里怎么能够一直不停地跟太太谈话呢？该怎么办？怎么办？嘉里在犁地时，常常花几个钟头在想这些惊天动地的问题。

日子一年年地过去，嘉里渐渐发现所担心的事情里，有99%根本就不会发生。比方说，像嘉里以前很害怕闪电，可是随便在哪一年，被闪电击中的概率，大概是1/350000。

至于嘉里怕被活埋，更是荒谬得很。嘉里没有想到，即使是在发明木乃伊以前的那些日子里，在1000万人里可能只有一个人被活埋，可是嘉里以前却曾经因为害怕这件事而哭过。

每八个人里可能就有一个人死于癌症，如果嘉里一定要发愁的话，就应该为可能得癌症的事情发愁——而不应该去愁被闪电打死或者遭到活埋。

事实上，这些都是嘉里在童年和少年时所担心的事情。可是，很多成年人的忧虑和悲观，也几乎一样的荒谬。我们可根据平均率评估我们的忧虑究竟值不值得，如此一来，我们的忧虑就会消掉 9/10 了。

有一年夏天，嘉里在加拿大落基山区里弓湖的岸边见了好友何伯特·沙林吉夫妇。

沙林吉太太是一个很平静、很沉着的女人，给人的印象是：她从来没有抑郁过。有一天夜晚，他们坐在熊熊的炉火前，嘉里问她是不是曾经因忧虑而烦恼过。

"烦恼？"她说，"我的生活都差点儿被忧虑毁掉了。在我学会抗拒忧虑之前，我在自作自受的苦难中生活了 11 个年头。那时候我的脾气很坏、很急躁，生活在非常紧张的情绪之下。每个礼拜，我要从在圣马提奥的家搭公共汽车到旧金山买东西。可是就算在买东西，我也愁得要命——也许我把电熨斗放在熨衣板上了，也许房子已经烧起来了；也许我的女佣人跑了，丢下了孩子们；也许他们骑着他们的脚踏车出去，被汽车撞死了……我买东西的时候，常常因发愁而冷汗直冒，冲出店去，搭上公共汽车回家，看看一切是不是都很好。难怪我的第一次婚姻没有结果。

"我的第二任丈夫是一个律师——一个很平静、事事都能够加以分析的人，从来没有为任何事情忧虑过。每次我神经紧张或者焦虑的时候，他就会对我说：'不要慌，让我们好好想一想，你真正担心的到底是什么呢？让我们看看平均率，看看这种事情是不是有可能会发生。'

"举个例子来说，我还记得一次，我们在新墨西哥州从阿布库基开车到卡世白洞窟，经过一条土路，在半路上碰上了一场很可怕的暴风雨。

"车子一直滑着，没有办法控制。我想我们一定会滑到路边的沟里去，可是我的先生一直不停地对我说：'我现在开得很慢，不会出什么事的。即使车子滑到了沟里，根据平均率，我们也不会受伤。'他的镇定和自信使我平静下来。"

几年之前，小儿麻痹症横扫加利福尼亚州我们所住的一带。要是在以前，我一定会惊惶失措，可是我先生叫我保持镇定，我们尽可能采取了所有的预防方法：我们不让小孩子出入公共场所，暂时不去上学，不去看电影。在和卫生署联络过之后，我们发现，到目前为止，即使是加利福尼亚州发生过的最严重的一次小儿麻痹症，整个加利福尼亚州只有 1835 个孩子染上这种病。而平常，一般的数目只在 200~300 之间。虽然这些数字听起来还是很瘆人，可是到底让我们感觉到：根据平均率看起来，其实一个孩子感染的概率实在是很小。

"'根据平均率，这种事情不会发生'。这一句话就摧毁了我 90% 的忧虑，使我过去 20 年来的生活，都过得我意想不到的那样美好和平静。"

詹姆·格兰特说，他的经验也是如此。

他是纽约寓兰克林市场的格兰特批发公司的大老板。他每次要从佛罗里达州买 10 辆到 15 辆车的橘子等水果。他说，他以前常常想到很多无聊的问题，比方说，万一火车失事了怎么办？万一自己的水果洒得满地都是怎么办？万一火车正好经过一座桥，而桥突然垮了怎么办？当然，这些水果都是经过保险的，可是他还是怕万一他不按时把水果送到，就有可能失去市场。他甚至抑郁过度而得了胃溃疡，因此去找医生检查。医生告诉他说，他没有别的毛病，只是过于紧张了。

"这时候我才明白，"格兰特说，"我开始问自己一些问题。

我对自己说："注意，詹姆·格兰特，这么多年来你处理过多少车的水果？"答案是："大概 25000 多车。"然后问自己："这么多车里有多少出过车祸？"答案是，"噢——大概有 5 车吧。"然后我对自己说："一共 25000 多车，只有 5 车出事，你知道这是什么意思？比例是 1/5000。换句话说，根据平均率来看，以你过去的经验为基础，你车子出事的可能是 5000：1，那你还有什么好担心的呢？"

"然后我对自己说："嗯，桥说不定会塌下来。"然后我问自己，"在过去，你究竟有多少车水果是因为桥塌而损失了呢？"答案是："一车也没有。"然后我就对自己说："你为了一座根本从来也没有塌过的桥，为了 1/5000 的火车失事的概率居然让自己愁得胃溃疡，不是太傻了吗？"

"当我这样来看这件事的时候，"詹姆·格兰特告诉嘉里，"我觉得以前自己实在很傻。于是我就在一刹那决定，以后让平均率来替我担忧——从那以后，我就再没有为我的'胃溃疡'烦恼过。"

嘉里在调查中发现，美国海军也常用平均率所统计的数字来鼓舞士兵的士气。一个以前当海军的人告诉嘉里，当他和他船上的伙伴被派到一艘油轮上的时候，他们都吓坏了。这艘油轮运的都是高单位汽油，因此他们都相信，要是这条油轮被鱼雷击中，就会爆炸开来，把每一个人都送上西天。可是美国海军有他们的办法。他们发布了一些很正确的统计数字，指出被鱼雷击中的 100 艘油轮中，有 60 艘并没有沉到海里去，而真正沉下去的 40 艘里，只有 5 艘是在不到 5 分钟的时间沉没的。这就是说，一旦油轮被鱼雷击中，也有足够的时间让你跳下船——也就是说，死在船上的概率非常小。这样对士气有没有帮助呢？"知道了这些平均数字之后，我的顾虑一扫而光。"住在明尼苏达州保罗市的克莱德·马斯——也就是说这个故事的人，说：

"船上的人都觉得好多了，我们知道我们有的是机会，根据平均的数字来看，我们可能不会死在这里。"

全世界著名的保险公司——伦敦的罗艾得保险公司——就靠大家对一些根本难得发生的事情的担忧，而赚进了数不清的钱财。罗艾得保险公司是在跟一般人打赌，说他们所担心的灾祸几乎永远不可能发生。不过，他们不叫这是赌博而称之为保险，实际上这是以平均率为根据的一种赌博。这家大保险公司已经有两百年的历史了，除非人的本性会改变，它至少还可以维持5000年。它只是替你保鞋子的险、保船的险，利用平均率来向你保证那些灾祸发生的情况并不像一般人想象的那么常见。

第四节　在忙碌中摒弃抑郁

在图书馆、实验室从事研究工作的人，很少因为抑郁而精神崩溃，因为他们没有时间去享受这种"奢侈"。让自己忙着，没有时间抑郁，这是把抑郁赶出心灵的一种好方法。

马利安·道格拉斯遭受过两次不幸。第一次他失去了5岁的女儿，一个他非常宝贝的孩子。他和他的妻子都以为没有办法忍受这个痛苦。可是，正如他说的，"十个月之后，上帝又赐给我们另外一个小女儿——而她只活了五天就死了。"

这连续的打击，几乎沉重得使人无法承受。"我承受不了，"马利安·道格拉斯说，"我睡不着，我吃不下，我也无法休息或者放松。我的精神受到了致命的打击，信心尽失。"最后他去看了医生。一个医生建议他吃安眠药，另一个则建议他去旅行。他两个方法都试过了，可是没有一样能对他有所帮助。他说："我的身体好像被夹在一个大钳子里面，而这把钳子愈夹愈紧，愈夹愈紧。"那种悲哀给他的压力——如果你曾经因为悲哀而感觉麻木的话，你就知道他说的是什么了。

"不过，感谢上帝，我还有一个孩子——一个四岁大的儿子。他教我们得到解决问题的方法。有一天下午，我呆坐在那里为自己感到难过的时候，他问我：'爸爸，你肯不肯为我造一条船？'我实在没有兴致去造条船。事实上，我根本没有兴趣做任何事情。可是我的孩子是一个很会缠人的小家伙儿，我不得不顺从他的意思。

"造那条玩具船大概花了我三个钟头，等到船弄好了之后，我发现用来造船的那三个小时，是我这么多月以来第一次有机会放松我的心情的时间。

"这个大发现使我从昏睡中惊醒过来。它使我想了很多——这是我几个月来的第一次思想。我发现，如果你忙着去做一些需要计划和思想的事情的活，就很难再去忧虑了。对我来说，造那条船就把我的忧虑整个击垮了，所以我决定让自己不断地忙碌。

"第二天晚上，我巡视每个房间，把所有该做的事情列成一张单子。有好些小东西需要修理，比方说书架、楼梯、窗帘、门钮、漏水的龙头等。叫人想不到的是，在两个礼拜以内，我列出了242件需要做的事情。

"在过去的两年里，那些事情大部分都已经完成。此外，我也使我的生活里充满了启发性的活动：每个礼拜，有两天晚上我到纽约市参加成人教育班，并参加了一些小镇上的活动。我现在是校董事会的主席，参加过很多的会议，并协助红十字会和其他的机构募捐。我现在简直忙得没有时间去忧虑。"

"没有时间去忧虑"，这正是英国前首相丘吉尔在战时每天要工作18个小时的时候所说的。当别人问他是不是为那么重的责任而忧虑时，他说："我太忙了，没有时间去忧虑。"

伟大的科学家巴斯特曾经谈到"在图书馆和实验室所找到的平静"。平静为什么会在那儿找到呢？因为在图书馆和实验室里的人，通常都埋头于他们的工作里，不会为自己担忧，也没有时间去忧虑。

为什么"让自己忙着"这么简单的事情，就能够把抑郁从心里赶出去呢？因为有这么一个定理——这是心理学上所发现的最基本的一条定理。这条定理就是：不论这个人有多么聪明，人类的思想，都不可能在同一时间想一件以上的事情。我们不可能既激动、热忱地想去做一些很令人兴奋的事情，同时又因为抑郁而拖延下来。一种感觉会把另外一种感觉赶出去。也就是这么简单的发现，使得英国军方的心理治疗专家们能够在战时创造这一类的奇迹。

当有些人因为在战场上受到打击而退下来的时候，他们被称为"心理上的精神衰弱症"。军医都以"让他们忙着"为治疗的方法。除了睡觉的时间之外，这些精神上受到打击的人的每一分钟都排满了活动，比如钓鱼、打猎、打高尔夫球、拍照片、种花以及跳舞等，根本不让他们有时间回想那些可怕的经历。

"职业性的治疗"，是近代心理医生所用的名词，也就是拿工作来当治病的药。这并不是新的办法，在耶稣诞生的五百年以前，古希腊的医生就开始使用了。

现在随便哪个心理医生都能告诉你说：工作——让你忙着——是精神病最好的治疗剂。著名诗人亨利·朗费罗在他年轻的妻子去世之后也发现了这个道理。有一天，他的妻子点了一支蜡烛，来熔一些信封的火漆，结果衣服烧了起来，朗费罗听到她的叫喊声，就赶过去抢救，可是她还是因为烧伤而死去。有一段时间，朗费罗没有办法忘掉这个可怕的事实，几乎发疯。幸好还有三个幼小的孩子需要他的照料。虽然他很悲伤，但还是要身兼两职。他带他们出去散步，讲故事给他们听，和他们一同玩游戏，还把他们父子间的亲情永存在《孩子们的时间》一诗里。他也翻译了但丁的《神曲》。这些工作加在一起，使他忙得完全忘记了自己，也重新得到思想的平静。就像班尼生在最好的朋友亚瑟·哈兰死的时候也曾经说过的那样："我一定要让我自己沉浸在工作里，否则我就会在绝望中苦恼。"

对于大部分的人来说，在日常工作中忙得团团转的时候，"沉浸在工作里"大概不会有多大的问题。可是下班以后——就在能自由自在享受悠闲和快乐的时候——忧虑的魔鬼就会开始攻击。这时候人们常会开始想，我的生活里有什么样的成就，老板今天说的那句话是不是"有什么特别的意思"，或者我的头是不是开始秃了。

人不忙的时候，脑筋常常会变成真空。每一个学过物理的人都知道："自然中没有真空的状态"。打破一个电灯泡，空气就会进去，去充满理论上说来是真空的那一块空间。

人的脑筋空出来，也会有新的东西进去补充。是什么呢？通常都是人的感觉。为什么？因为忧虑、恐惧、憎恨、嫉妒和羡慕等情绪，都非常地猛烈，会把我们思想中所有平静的、快乐的思想和情绪都赶出去。

第二次世界大战时期，一对住在芝加哥的夫妇在报纸上发表文章说，他们发现"消除抑郁最好的办法，就是让自己忙着，去做一些有用的事情"。

这对夫妇在文章中说，他们的儿子在"珍珠港事件"的第二天加入陆军。那个女人当时因担忧她的独子而几乎使她的健康受损：他在什么地方？他是不是安全呢？是不是正在打仗？他会不会受伤，死亡？

后来她是怎样克服忧虑的呢？她说："我让自己忙着。"最初她把女佣人辞退了，希望能靠自己做家务事来让自己忙着，可是这没有多少用处。她说："我做起家务事来几乎是机械化的，完全不用思想，所以当我铺床和洗碟子的时候，还是一直担忧着。我发现，需要一些新的工作才能使我在一天的每一个小时，身心两方面都能感到忙碌，于是我到一家大百货公司去当售货员。"

"这下成了，"她说，"我马上发现自己好像掉进了一个大旋涡里：顾客们挤在我的四周，问我关于价钱、尺码、颜色等问题。没有一秒钟能让我想到除了手边工作以外的事情。到了晚上，我也只能想，怎么样才可以让我那双痛脚休息一下。等我吃完晚饭以后，我倒在床，马上就睡着了，既没有时间也没有体力再去抑郁。"

她所发现的这一点，正如约翰·考伯尔·波斯在他那本《忘记不快的艺术》里所说的："一种舒适的安全感，一种内在的宁静，一种因快乐而反应迟钝的感觉，都能使人类在专心工作时精神镇静。"

而能做到这一点是多么地有福气，世界最有名的女冒险家奥沙·强生曾说过她是如何从忧虑与悲伤中解脱的。你也许读过她的自传《与冒险结缘》。如果真有哪个女人能跟冒险结缘的话，也就只有她了。

马丁·强生在她16岁那一年娶了她，把她从堪萨斯州查那提镇的街上一把抱起，到婆罗洲的原始森林里才把她放下。几十年来，这一对来自堪萨斯州的夫妇周游了世界，并在亚洲和非洲拍摄逐渐绝迹的野生动物的影片。后来他们回到了美国，到处旅行演讲，放映他们那些有名的电影。他们在丹佛城搭飞机飞往西岸时，飞机撞了山，马丁·强生当场死亡，医生们都说奥沙永远不能再下床了。可是他们对奥沙·强生的认识并不够深，三个月之后，她就坐着一辆轮椅在一大群人的面前发表演讲。事实上，在那段时间里，她发表过100多次演讲，都是坐着轮椅去的。当有人问她为什么这样做的时候，她回答说："我之所以这样做，是想让我没有时间去悲伤和抑郁。"

奥沙·强生发现了比她早一个世纪的但尼生在诗句里所说的同一个真理："我必须让自己沉浸在工作里，否则我就会挣扎在绝望中。"

要是人不能一直忙着——如果只闲坐在那里发愁——会产生一大堆达尔文称之为"胡思乱想"的东西，而这些"胡思乱想"就像传说中的妖精，会掏空我们的思想，摧毁我们的行动力和意志力。

萧伯纳总结说："让人愁苦的秘诀就是，有空闲来想想自己到底快不快乐。所以不必去想它，在手掌心里吐口唾沫，让自己忙起来，你的血液就会开始循环，你的思想就会开始变得敏锐——让自己一直忙着，这是世界上最便宜的一种药，也是最好的一种。"

所以，要避免抑郁，应遵循的三条原则是：让自己不停地忙着；抑郁的人一定要让自己沉浸在工作里；否则，只有在绝望中挣扎。

第五节　保持健康的心理，根治抑郁

截然相反的情感所产生的排斥力对根治抑郁症有很好的效果。克服不良情绪的办法之一便是用好情绪、好心情取而代之，将不良情绪逐出精神的家园。

虽然要做到这一点也许很困难，但是这样完全可能改变一个人的不良情绪。

如果你深受自己情绪影响之苦，不妨顺应潮流，以真正的热情积极投身到周围正在发生的事情中去。多与别人联系联系、交流交流，高兴一点，快乐一点，务须使自己以极大的兴趣关注他人。不要老是心事重重，老是想着自己如何如何。你应该以极大的热情参加到家庭的活动中去，或者参加到能使自己周围的人们愉悦的活动中去，以便摆脱自我封闭的围墙。

任何人、任何事都不应该动摇这一信念——我们完全可以征服破坏幸福安宁的思想敌人，也不要让任何人、任何事动摇与生俱来的对美好生活的向往。

通常，人在神经极度紧张时，在工作过量、幸福过度时，或者在纵酒狂欢、神经受到过度刺激时，最易滋生忧虑情绪。忧虑是精疲力竭的神经细胞们发出要求补充营养、要求休息或者轻松一下的喧嚣声。许多人沮丧、抑郁乃体力过度透支的结果，是他们不合常规的不良习惯作祟的缘故，是他们睡眠不足的缘故。

每个人，当感到沮丧、郁闷时，应该尽可能彻底地改变所处的环境。无论干什么，都不要老想着困难或者令人苦恼的不如意之事，而应尽可能地多想一想那些令人高兴的好事。应当有善待他人、关爱他人的理念。应当谈论那些使人感到亲切、快乐的好人好事。应该尽力带给周围的人们以快乐和欢笑。这样，很快会感到精神振奋，使昏天暗地的阴影迅速消失，欢乐的阳光将会照亮整个人生。

每个人都应当将忘掉一切不愉快的、不幸的事情视作一条人生戒律。我们应当从记忆中抹去一切使我们消沉、痛苦、讨厌的事情，绝不应该让使人泄气的可怕情景再次浮现在脑际。对于那些不愉快的、有害的经历，唯一能做的事情就是彻底埋葬它们，即把它们忘掉。

终日想着那些不幸的经历和错误，只会使它们的影响越来越大，压力越来越沉重，越来越可怕。忘掉它们，把它们从自己的记忆中清除出去，就像自己把一个盗贼从自己家里赶出去一样。

别让抑郁打败你

　　每一个人都曾经一度因为自己主观臆测的一些可怕事情而被弄得痛苦不堪。一个神经过敏、疑神疑鬼的人能幻想出各种各样可怕的情景和各种各样折磨人的邪恶情景，好像这些情景是真实的事情一样。

　　许多人通过阅读一些富于幽默、鼓舞人心、催人奋进的作品，而使自己的抑郁之气一扫而光。在鼓舞人的作品之中，含有一种非凡的催人奋进的因子，含有一种能治愈抑郁的灵丹妙药。

　　一位神经医学专家曾经声称自己发现了一种根治"抑郁症"的新疗法。他建议患者要尽量在各种环境中保持微笑，无论是否喜欢，都要强迫自己笑。"要微笑，"他对患者说，"保持微笑，一刻也不要停止微笑，一定要面带笑容。然后，不管你的心情怎样，你都会明白微笑后的感觉。"只要他的患者开始忧虑，他就让他们待在自己的办公室里，并要他们微笑，他还总是敦促患者至少要使嘴角经常保持向上翘的姿势。

　　不幸福、不快乐就像疾病一样有违于人的本性。人们随处都能看到一张张焦虑、愁眉紧锁而快乐不起来的面孔，人们随处可见一副副忧虑不满的表情。绝不能认为有这些情形就会破坏这一充满欢乐的美丽星球。这有违于人的本性。其实，这些剥夺人们幸福、阻碍人们前进脚步的敌人根本就不存在，这些敌人只不过是人们内心的一种不和谐因子。

　　不要根据当时面临的那些小小的困难来评估未来。使今天陷入黑暗的阴云，明天就会消散。一定要学会用开阔的视野来看待人生，一定要学会正确地评价事物。

　　在青年时期，当人们开始做一些有价值的事情时，如果有时极度沮丧，会认为半途而废比锲而不舍要容易得多。但是，撤退之后就绝不会有胜利。因此，当人们决心干一件事之后，应当破釜沉舟，绝不要为薄弱意志、优柔寡断或者萎靡不振留一条退路。即使情况看上去很不明朗，即使面临看起来无法克服的阻碍，也要有足够的勇气和毅力，锲而不舍地推进工作。

绝大多数人最顽固的敌人往往是他们自己。那些有害的不良想法和不好的情绪无时无刻不在"破坏"人们的快乐生活。所有事情都取决于人们的勇气，取决于人们对自己的信心，取决于人们是否有一个乐观和满怀憧憬的信念。然而，每当遇有不顺心之事时，每当人们情绪低落或者经历不快之事时，每当人们遇到损失或者不幸时，人们总是让这些令人泄气的想法和怀疑、忧虑、沮丧情绪等像公牛冲进了瓷器店一样，破坏自己的头脑，使人们那些也许经过多年的努力才获得的工作成果毁于一旦。然后，人们只好从头开始。很多人的工作就像是"井底之蛙"，向上爬，仅仅是为了往下掉，因此，就这样失去了曾经付出努力才得到的一切。

人们何时才能懂得这些毫无用处的、极具破坏性的想法是自己的大敌呢？烧毁一座历经数年才建成的房子仅仅需要几分钟，要毁掉画家用数年才画出来的一幅画只需要加上一笔，同样，愤怒、嫉妒、悲伤、抑郁、担忧这些极具破坏力的情感，也能毁掉人们用了数年精心创作的人生大画卷。

一旦人们感到沮丧或者自认为是一个失败者的时候，不妨试试这一经验，告诉自己这并没有什么大不了的，然后转身面向他处。要坚信自己并不会在那一方向上越走越远，越陷越深。每当自己认为自己是一个失败者时，自己就真有可能成为一个失败者，因为自己的思想观念往往也就体现在自己的生活模式中。自己不可能摆脱自己的思想、情绪，自己也不可能摆脱自己的理想、信念，而自己的理想、信念恰恰就是为自己树立的标准。如果自认为是一个失败者，如果思想深处认为不可能和其他人一样能做成任何有价值的事情，如果自认为幸运不属于自己，没有其他人那样的机会，那么，这些观念将会使自己品尝人生的苦果。

对于那些没有勇气和一遇到失败就一蹶不振的人来说，这个世界简直没有丝毫的吸引力。

也有许多人，虽然他们失去了自己所有心爱的东西，虽然他们失去了自己一生努力奋斗得来的物质财富，但只要拥有一颗坚韧的心灵，拥有一种百折不挠的毅力和一种不留退路、勇往直前的决心，他们就会像失去财富以前一样富有斗志，并不会遭受真正的失败。而且，有了这种最宝贵的财富，也不会陷于真正的贫穷。

第六节　勇敢直面现实的生活

对必然的事要轻快地接受，就像杨柳承受风雨、水接受一切的容器一样，人们也要承受一切的事实，直面现实的生活。

在人的一生中，一定会碰到一些令人不快的情况，我们可以把它们当作一种不可避免的情况加以接受，并且适应它。

住在俄勒冈州波特兰的伊丽莎白·康黎，经过很多的磨难才学到这一点。下面是一封她写给朋友的信：

在美国庆祝我们的陆军在北非获胜的那一天，我接到由国防部发来的一封电报，我的侄儿——我最爱的一个人——在战场上失踪了。过了不久，另外一封电报说他已经死了。

我悲伤得无以复加。在那件事发生以前，我一直觉得命运对我很好，我有一份自己喜欢的工作，努力带大了这个侄儿。在我看来，他代表了年轻人美好的一切。我觉得我以前的努力，现在都该有很好的收获……然而却等来了这份电报。我整个的世界都被粉碎了，觉得再没有什么事情值得我活下去。我开始忽视我的工作，忽视我的朋友，我抛开了一切，既冷淡又怨恨。为什么我最爱的侄儿会死？为什么这么个好孩子——还没有开始他的生活……却应该死在战场上？我没有办法接受这个现实。我悲伤过度，决定放弃我的工作，离开我的家乡，把我自己藏在眼泪和悔恨之中。

在我清理桌子、准备辞职的时候，突然看到一封我已经忘记了的信——一封从我这个已经死了的侄儿那里寄来的信。这是几年前我母亲去世的时候，他写给我的一封信。"当然，我们都会想念她的，"那封信上说，"尤其是你。不过我知道你会撑过去的，以你个人对人生的看法，就能让你撑得过去。我永远也不会忘记那些你教我的美丽的真理：不论活在哪里，不论我们分离得有多远，我永远都会记得你教我要微笑，要像一个男子汉，承受一切发生的事情。"

我把那封信读了一遍又一遍，觉得他似乎就在我的身边，正在和我说话。他好像在对我说："你为什么不照你教给我的方法去做呢？撑下去！不论发生什么事情，把你个人的悲伤藏在微笑底下，继续过下去。"

于是，我再回去工作。我不再对人冷淡无礼。我一再对自己说："事情到了这个地步，我没有能力去改变它，不过我能够像他希望的那样继续活下去。"我把我所有的思想和精力都用在工作上，我写信给前方的士兵——给别人的儿子们；晚上，我参加了成人教育班——要找出新的兴趣，结交新的朋友，我几乎不敢相信发生在我身上的种种变化。我不再为已经永远过去的那些事情悲伤，现在我每天的生活里都充满了快乐——就像我的侄儿要我做到的那样。

伊丽莎白·康黎学到了所有人迟早都要学到的事情，就是必须接受和适应那些不可避免的事。这不是很容易学会的一课。

很显然的，环境本身并不能使人们快乐或者是不快乐，人们对周围的环境的反应才能决定人们的感觉。

在必要的时候，人们都能忍受得住灾难和悲剧，甚至战胜它们。人们也许会以为办不到，但内在的力量却坚强得惊人，只要人们稍加以利用，就能帮助人们克服这一切。

一个人拒绝接受所碰到的不可避免的情况，结果使自己失眠了好几夜，痛苦不堪。他让自己想起所有不愿意想的事情，最终接受了早知道的不可能改变的事实。

这是不是说，在碰到任何挫折的时候，都应该低声下气呢？不是这个样子的，那样就成了"宿命论"了。不论在哪一种情况下，只要还有一点儿挽救的机会，我们就要奋斗；可是当常识告诉我们，事情是不可避免的，也不可能再有任何的转机时，为了保持我们的理智，就不要再"左顾右盼，无事自扰"了。

已故的哥伦比亚大学郝伯特·赫斯基院长有这样一首打油诗：

天下疾病多，数也数不了。
有的可以救，有的治不好。
如果还有救，就该把药找。
要是没法治，干脆就忘了。

诗句简单易懂，却很有哲理。

美国有名的商人中，给人印象最深刻的是，他们大多数都能接受那些不可避免的事实而过着无忧无虑的生活。如果他们不这样的话，他们就会在过大的压力之下被压垮。下面就是几个很好的例子：

创设了遍及美国的潘氏连锁商店的潘尼说："哪怕我的钱都赔光了，我也不会忧虑，因为我看不出忧虑可以让我得到什么。

我尽可能地把工作做好，至于结果就要看老天爷了。"

亨利·福特也说过一句类似的话："碰到我没有办法处理的事情时，我就让它们自己去解决。"

莎拉·班哈特可以算是最懂得怎么去适应那些不可避免的事情的女人了。50年来，她一直是四大州剧院里独一无二的"皇后"——是全世界观众最喜爱的女演员。后来，她在71岁的那一年破产了，而她的医生、巴黎的波基教授告诉她必须把腿锯掉。事情是这样的，她在横渡大西洋的时候碰到暴风雨，摔倒在甲板上，那时她的腿伤得很重，她染上了静脉炎，腿痉挛时的那种剧烈的痛苦使医生觉得她的腿一定要锯掉。这位医生有点怕去把这个消息告诉脾气很坏的莎拉。然而，莎拉听到这个消息后，非常平静地说："如果非这样不可的话，那只好这样了。这就是命运。"

当莎拉被推进手术室的时候，她的儿子站在一边哭。她朝他挥了一下手，高高兴兴地说："不要走开，我马上就回来。"

在去手术室的路上，她一直背着她演出过的一场戏里的台词。有人问她这么做是不是为了提起自己的精神，她说："不是的，是要让医生和护士们高兴，他们受的压力可大得很呢。"

手术完成、恢复健康之后，莎拉·班哈特还继续地环游世界，使她的观众又为她疯迷了七年。

"当我们不再反抗那些不可避免的事实之后，"麦克密克在《读者文摘》里的一篇文章里说，"我们就能节省下精力，创造出一个更丰富的生活。"

没有人能有足够的精力和情感，既抗拒不可避免的事实，又创造一个新的生活。你只能在这两个中间选择一样，你可以在生活中那些不可避免的暴风雨之下弯下身子，或者你可以因抗拒它们而被摧折。

你知道汽车轮胎为什么能在路上支持那么久，忍受得了那么多的颠簸吗？起初，制造轮胎的人想要制造一种轮胎，能够抗拒路上的颠簸，结果轮胎不久就被切成了碎条；然后他们做出一种轮胎来，可以吸收路上所碰到的各种压力，这样的轮胎可以"接受一切"。如果我们在多难的人生旅途上，也能够承受所有的挫折和颠簸的话，我们就能活得更长久，能享受更顺利的旅程。

如果我们不吸收这些，而去反抗生命中遇到的挫折的话，我们会碰到什么样的事情呢？答案非常简单，我们就会产生一连串内在的矛盾，就会抑郁、紧张、急躁和神经质。

如果我们再进一步，抛弃世界上的不快，退缩到一个自己构想的梦幻世界里，那么我们就会精神错乱了。

在这个充满忧虑的世界，今天的人比以往更需要这句话："对必然的事情，且轻快地去接受吧。"

所以，要改掉抑郁的习惯，必须适应不可避免的情况。

第五章 改变从认识自己开始

第一节 对自己要有清醒的认识

许多人不满意自己的性格，总认为自己有好多缺点，这里比不过人家，那里掌握得不够好，怪来怪去，到头来变得不喜欢自己、厌恶自己，于是终日唉声叹气，坐困愁城。他们整天只知道羡慕别人，仿佛自己全然没有优点，整日只想变成他人，却不知道想改变自己，应先从了解及认识自己开始。

认识了自己的人格特质，方能掌握契机改变自我。而每一个人的人格特质千变万化，在不同的场合及不同的时间下都呈现独特的一面，不会一成不变，但是自己可以去评量自己是否有一些"突出"的样貌，循此路线来修正自我，千万不要模仿他人，免得变成四不像，长久下来只会徒增痛苦。

大家不妨试着衡量自己属于哪一方面？

①完美型：过度小心，凡事不容许出错。

②依赖型：遇事则慌，无法自主下决定。

③焦虑型：急性、紧张，整日患得患失。

④夸张型：情绪起伏大，长期不稳定。

⑤自恋型：自认为与众不同、强人一等。

⑥逃避型：敏感又怕引人注意和批评。

⑦控制型：对人对事咄咄逼人，永不放松。

上述的各种人格特质，其实人人都可能或多或少每样沾上些，只是比例和程度不同罢了。当你拥有太多突出的特质时，可能让你不喜欢自己，也很可能导致周围的人不喜欢你，无论如何，总会感到不舒服。想改变，当然得先从了解自我做起。那么应该怎样认识自己呢？

（1）用"比较法"认识自己。通过与同年龄的伙伴在处世方法、对人对事的态度、情感表达方式等方面进行比较，"以人为镜"找出自己的特点，来认识自己。比较时，对象的选择至关重要。和不如自己的人做比较，或者拿自己的缺陷与别人的优点比，都会失之偏颇。因此，要根据自己的实际情况，选择条件相当的人做比较，找出自己在群体中的合适位置，这样认识自己才比较客观。

（2）用"自省法"认识自己。自省是人的一种自我体验。人们在实际生活中，往往通过自我反思、自我检查来认识自己。从重大事件中所获得的经验和教训，可以得到了解自己的个性、能力的信息，从中发现自己的长处和不足。

（3）用"评价法"认识自己。在认识自己的时候，应该重视同伴对自己的评价。他人的评价比主观自省具有更大的客观性。如果自我评价与他人的评价相近似，则可说明自我认识较好；如果两者相差过大，大多表明自我认识上有偏差，需要调整。当然，对待他人的评价，也要有认知上的完整性，不可偏听偏信，要恰如其分地认识自己。

（4）用"经历法"认识自己。在生活中通过总结成功与失败的经验及教训来发现个人的特点，因为成功和失败最能反映一个人的性格能力上的优势和劣势。

（5）用"二分法"认识自己。对任何事物的看法都应坚持唯物辩证的观点，对自己的认识也不例外，既要充分发现自己的长处、优点，也要认清自己的短处与缺点，只有这样，才能扬长避短，把握自己，取得更大的进步。

需要注意的是，个性、人格会随着时间和生活经验而逐渐变化，唯有通过了解，方有可能健康地成长，若自己都不认识自己，那么常莫名其妙地生气或者哀愁，也就不足为奇了。认识自己、了解自己、改变自己，你会越来越喜欢自己！

第二节　对于情绪，要学会控制

许多人都有过这样的经验，在情绪低落和欣喜若狂时，对整个世界的看法截然不同：情绪低落时认为世界暗淡无光，欣喜若狂时则认为世界鲜活愉快。同样的世界让人竟有如此截然不同的感受，这个影响全然来自自我情绪，犹如戴上不同色彩的眼镜看世界，可知情绪对每一个人的影响之大，甚至说它可以掌控生活也不为过。不过，却有许多人常苦于情绪困扰而不自知，或冲动，或抓狂，或沮丧无力，因为他们长期忽略了觉察自己情绪状态的功夫。

情绪虽然是抽象的东西，但是它的影响一点儿也都不抽象，它会影响人的食欲、睡眠、专注力、做事动机和价值判断，或者可以这样说，情绪就如同一辆车子的动力能量，可进可退，视你如何驾驭而定。

人的情绪随时会改变，有好有坏，有高有低，它的影响力是随时存在的，但最常见的遗憾，是人在极端情绪下如暴怒、狂喜、沮丧时，没有觉察到自己并非寻常的状态，不知不觉让强烈的情绪牵着自己的鼻子走，日后招来麻烦。

为何一再强调情绪觉察的重要性？因为现今有太多的人苦

于困境，而这些困境，仔细推敲下来，除了外在现实确实难解之外，有许多是加上了情绪层面的渲染，于是内外夹击，无助无望之力如排山倒海而来，又怎能让人在此时看得清楚、站得起来呢？须知人生不可能没有困难，但是遇到困难时，若无情绪层面的辅助，则任谁也帮不上忙。

觉察自己的情绪，如同检视身上的疼痛一般重要，若不知自己的情绪为何，判断力易失之偏差，行事处世自难圆融适切，如此一来，在他人眼中你不过是阴晴不定的人，又怎能轻盈善舞呢？心理学上讲究的是自我协调和自在，基本功夫就在看懂自己。为小事抓狂、莫名其妙地生气哀伤，就是看不懂自己，身心不能合一，情绪和身体各走各的，日子过久了，当然快乐轻松不起来！

21 世纪是强调心灵健康的世纪，当你不愁吃穿却仍然烦恼不已，当你饱食终日却仍不知人生所为何来时，该是停下来看清自己内在情绪的时候了，人生不该惶惶以终啊！

怎样才能控制自己的情绪，让每天充满幸福和欢乐？要学会这个千古秘诀：弱者任思绪控制行为，强者让行为控制思绪。每天醒来，当你被悲伤、自怜、失败的情绪包围时，就这样与之对抗：

沮丧时，我引吭高歌；

哀伤时，我开怀大笑；

悲痛时，我加倍工作；

恐惧时，我勇往直前；

自卑时，我换上新装；

不安时，我提高嗓音；

穷困潦倒时，我想象未来的富有；

力不从心时，我回想过去的成功；

自轻自贱时，我想想自己的目标。

总之，你要学会控制自己的情绪。从今往后，你应该明白，只有低能者才会江郎才尽，你并非低能者，你必须不断对抗那些企图摧垮你的力量。失望与悲伤一眼就会被识破，而其他许多敌人是不易觉察的。它们往往面带微笑，招手而来，却随时可能将你摧毁。对它们，你永远不能放松警惕。

第三节 解铃还须系铃人

在许许多多的抑郁心理的案例中，主人公或是受苦于人生的困窘，或是陷于情绪、情感的泥沼而不能自拔，这些困难总是伴随着失眠、焦虑、抑郁、身心失调，渐渐积累，终至排山倒海般向这些苦难的人们咆哮而来。在无助、无望的绝境里，最后求助于心理情绪的治疗。其实，心理医生能做的事，也只是让他们"撑着"，不要崩溃，不要放弃，能做到的也只能是告诉他们："路还得走下去！"至于走怎样的路，还得依靠他们自己的双脚。

其实，所谓的"心理医生""神奇的心理药物"等，在此时仿佛就是一根根漂在水面上的浮木，漂荡在这些无助者的周围，抓不抓得住这些浮木，免于沉入痛苦的海底，靠的还是自己的力量啊！

什么是自己的力量呢？简单地说，就是从心底里想不想真正改变困境的动机！这才是人生危机的转变之处。

心理专家或神仙奇药有何用？因为此时他们的自我力量正全力让自己扮演着"受难者"的角色，只有"痛得越深，才证明自己爱得越重；痛苦才能表示，自己不负人，而是人负我"。在心理动力学上，这是一种自我防卫的转机，疾病痛苦的角色定位隐约惩罚所有的人，这样的心态深存于潜意识，自我的力量此时就像是恶魔，不断地想将自己推入万劫不复的境地，只是自己不知道罢了！

在每一个人的自我意识里，其实都有甘于受难的一面，借着受难而要人关爱和保护，这是原始的特质。不过，随着成长，这样的弱者的天性应该渐渐演进为正向的自我力量，只是遭逢人生危机时，我们又不自觉地退化了。

究竟有哪些原则可以增强心灵力量或者自我激励呢？

①要有清楚的健康及改变的动机，轻易放弃是难以克服困境的。

②增进自己心理情绪上的自我觉察能力，用心体会自己的情绪变化、心理反应及行为动力，不要用身体找借口，否则会陷入身心俱疲的泥沼中。

③使用内在的语言，提醒自己，告诉自己，鼓励自己，这是一种最简单的自我催眠方式，相当有效。

④沮丧或者灰心时可找人支持。因为当处于危机时，有人拉一把会非常地有效，这就是心理互助支持力量的惊人之处。

心理治疗再神奇，心理药物再神效，没有力量去抓住这些"浮木"，路还是走不下去的，所以改变的关键仍在自己。当自己不断沉沦时，别忘了静下心来想一想，你的力量在哪里？你在做什么？当自我觉察和了解到了一定的程度时，你才能准备好"改变"这一切，你才能见得到"浮木"。朋友们，停下来，想一想吧！

第四节　让生活的每一天都充满快乐

生活虽是一个经常碰到的真实的概念，但是许多人却不了解它的本义，他们往往超脱现实而存在，把自己寄托于无望的梦想之中，但到头来得到的却只是"竹篮打水一场空"。所以，学会在现实中快乐地生活每一天十分重要。

一、平淡的日子，可以有不乏味的感觉

我们时常抱怨每天的生活平淡无味，其实，这不过是发现了一个真理——生活原本就是平淡无奇的。人之所以有不同的生活，当然是由于诸种因素的影响有所不同，但从根本上说是由于有不同的心态。任何人的生活都有一个常规，而这个常规意味着每天要过同样的生活——平淡无奇的生活。曲折是有的，高潮是有的，甚至是艰难困苦，但更多的还是平淡无奇，这就要靠一颗从容稳定而又积极热情的心去体验。

生命只有一次，时间无比宝贵，你出多大的价钱也买不下来。你觉得日子平淡、事情不如意，或者什么事情自己没有做好，这有多大的关系？要抓住现在，重新开始！小孩子搭积木，喜欢推倒重来。我们也要积极探索，多几次新的尝试，正视生活中的一切。现实不可改变，那就接受；接受下来，再去寻求改变的可能。没有过不去的坎儿！你仔细地想想，是不是这样？

人间的不幸和悲剧除了战争、灾难和犯罪之外，主要是由什么因素造成的？不正是由陈腐的观念和不良的情绪造成的吗？不妨想一想，你所认识的那些感到幸福和自由的人们，他们似乎在任何一处都找得到快乐，其奥秘何在呢？

为了揭开这个奥秘，我们可以做个小游戏。你口袋里有一枚一角的硬币，一般你不会珍惜，丢失了也不会在乎。但是，当它滚落到某个角落里或者地沟里，你花了一番力气终于找到了它，于是，它就变得比原先宝贵了。这就是寻找快乐的奥秘。快乐和不幸，是事情的结果和个人所选择、期望的目标相符合的体现。目标越重要，实现它的困难就越大，一旦达到目的，如愿以偿，愉快的感觉也就越强烈。

有选择才有目标，有追求才有兴趣，有付出才有收获。如果不是这样，你说什么生活有意思？

没有钱，当然会使生活变得更加没有意思。有了钱，就有意思，可这"意思"就在于为了挣钱而付出了辛苦。如果一个人养尊处优、终日无所事事，他同样也会感到生活乏味没有意思。

没有"下海"的人准会说那下海弄潮的人活得有意思。可是已经在商海里扑腾了几回、发现挣钱很难的人又会说海上风光如海市蜃楼，也没有多大意思！

由此可见，问题不在于生活本身有没有意思，而在于你以什么样的心态、意识去感受，在于你有没有选择的兴趣和追求的信心。平淡的日子，你可以有不平淡的感觉；没有意思的事情，你可以寻求它的有意思之处。这不是知足常乐，而是一种不知足也可以常乐的生活态度。

二、在现实中，学会乐观地享受生活

我们无法否认人世间有许许多多的状态和时空，它们是无法超越且难以改变的，但是生活本身确实有许多精华存在于芜杂之中。我们不妨将人生喻为挖掘宝藏，把自己看作一个挖宝人。生活这座宝矿风情万种，它可能给你很多美好而宝贵的东西，颇具诱惑力，但也可能给你许多你不想要的东西，而且险象环生，颇具挑战性。人生的真谛恰恰在于穿过荆棘去寻找花朵，在于搬石挖土而开掘宝藏。这样来看，任何一个已经到手的"意思"——有价值的东西，不会比人们寻找它的过程更有意思。所以，你对生活的感觉主要取决于你的心态——你的选择和追求。

泰戈尔说得好："我们看错了世界，却反过来说世界欺骗了我们。"我们生活的这个世界，确实有许多美丽可爱之处，值得我们发现和欣赏。你感到自卑吗？感到别人是"阳春白雪"，而自己是"下里巴人"吗？大可不必，也没有什么道理！人类只有一个莎士比亚，只有一个曹雪芹，只有一个贝多芬，只有一个居里夫人，也只有一个爱因斯坦……其实，这些人的日子又何尝不是平淡无奇的呢？而且他们都品尝了许多的痛苦。你羡慕的只是他们的成就，而没有懂得他们对平淡的日子也会有一种平淡的感觉。你玩保龄球、高尔夫球觉得快乐，我抱着几块钱的橡胶篮球一样生龙活虎！风何必和煦，天何必湛蓝？绿树平湖、鸟语花香，是美的意境；"古道西风瘦马"、凄风冷雨暗夜、秋风落叶凋花、北风枯树狂雪，也是一种意境，也有一种美感。生活中有温柔之美、和谐之美，也有苍凉之美、悲壮之美。

简嫃在《生活细笔》中说得好："我不是个画家，但撷取美的片刻，是我的心愿。我不是个作家，但记录每一次的感动，是我的习惯。"

我们很需要抛弃以往的习惯，培养一点新的习惯。感到苦恼吗？心理的压力难以承受吗？那么，你可以把苦恼和压力抛到一边，甩得远远的，然后该干什么就干什么；你也可以把苦恼和压力埋在心底，体会它的沉重，让苦涩的滋味流入心田，化作一丝震撼和感动；你还可以走出去，找你的知心朋友诉说衷肠，甚至痛哭一场！品尝痛苦，是冷静的思考；可贵的交流，是一种自我斗争后的彻悟。经历几次三番的品尝，你会变得坚强而成熟。

当你从高层建筑上俯首下望时，你会发现汽车小如烟盒，骑自行车的人渺小如火柴棒。在无限的宇宙中，地球不过是一粒沙子，而一个人在地球上不过如一粒沙子中的某个原子。我们若从高处远处看问题，自己的难过和失意又算得了什么呢？人生在世，既不要夸大自己的幸运，也不要夸大自己的厄运。实际上，幸福也好，不幸也罢；平淡乏味也好，富有情趣也罢；

青春勃发也好，年老体衰也罢；无非都是自我感觉，自我的心理反应。心理学发现：如果你哭，你真的会伤心起来，好像你的一切都是一场悲剧。这说明，一个人在任何情况下都可以选择痛苦，也可以选择快乐。情绪对人生效率具有巨大的影响和力量，那我们为什么不对自己微笑呢？请你丢掉人生旅途上不必携带的行李，轻松一些，对自己微笑，也对别人微笑，不管有没有理由，只要发自内心，经常试一试，你就会慢慢高兴起来。你甩掉了包袱，就会奋然前行！

三、活在今天，而不是昨天和明天

如果你在为往事而悔恨、为未来的事情而担忧，那你就是在与乐观为敌，就是生活在不切实际的梦境之中。这是人的一生中最有害的两种情绪，它不会帮你改变过去和未来，却只会使你陷入惰性与悲观的泥潭——失去现在！

我们的眼、手、整个的心灵和身体都生活在现在，也只能生活在现在，那我们为什么要去一遍又一遍地回顾往事、担忧未来呢？实际上，过去的事情不论多么值得留恋或是多么令人悔恨，那只是毫无意义的心理反应，"过去"已经过去了，已经不存在了，而未来尚未到来，也是不存在的。人生就像爬山登高，爬到中途的时候，不必往下看，也不要过多地往上看。因为你不大可能看到顶峰，也不大可能看得很远很清楚，既然如此，何必为看不清楚的未来费神费力、分散注意力呢？在这里，我们有必要分清悔恨过去、忧虑未来和吸取教训、计划未来是性质不同的两回事。虽然两者都是对过去与未来的关注，但前者的关注会产生惰性和消极情绪，如心烦意乱、精神空虚、情绪消沉等，它们阻碍我们吸取教训和计划未来。因为一个人在情绪消极的时候，是什么事也做不好的，甚至连吃饭、睡觉都不能正常。如果是吸取教训、计划未来，则是个人发展过程中的必要环节，会使你决意改进、重新开始，并紧紧抓住现在的时机，毫不放松。"假如当初……""将来如果……"这类的诡辩式的思维逻辑，只能把人引进死胡同！所以，有位作家说："一周之内有两天是绝对不会使我烦恼的。对于这两天，我丝毫不会为之感到担忧和烦恼。这就是昨天和明天。"这真是高明的见解和积极的心态。丢掉"昨天与明天"这两个沉重的包袱，人就会在人生的山坡上自信而快乐地攀登，就会紧紧地抓住眼前的石头、树根，奋力地攀登，就会把个人头上的一方天描绘得更加美好！

你读过日本的《年历》这个故事吗？

一位叫工藤的先生收到了一张最中意的年历，有两张报纸那么大，上面印着从1990年到2001年共12年的日历。

"太棒了！可以用到21世纪的年历，在这里还是头一回看到呢！"工藤夹着卷成筒状的日历回到家。

夫人发愁地说："这么大的年历往哪儿挂呢？"

房间的墙壁几乎全被家具挡住了，连孩子的房间也贴满了歌星的大照片。

"没法子，挂到卫生间的墙上吧。"

虽说不是理想的位置，倒是蛮合适的地方。打那以后有两个多月，工藤每天都观赏那张令他得意的年历。这么一来，他就经常在上厕所的时候想象一下通向21世纪的将来：儿子大学毕业的年份、女儿20岁的年份都显示出来了，儿子、女儿该办喜事的日子也能推算出来……"三年以后的这个时候，怎么也得当上科长了，再过一年的这个月，可以改建住房了。"年已45岁的工藤，手指着年历，编织着希望，临了干脆用彩笔圈了下来。"改建费用借银行贷款的话，这个时候可以返还一半，从这儿开始准备养老的储蓄……"就这样，过了两个半月，工藤忽然变得少言寡语了。

别让抑郁打败你

工藤一向以工作迷自居，现在他连到公司上班也懒洋洋的，干什么都无精打采，整天长吁短叹的。这些显然是抑郁症的早期症状。"怎么变成这副样子了？"这天早晨，工藤抱着想辞去公司职务的念头，蹲在卫生间里，像往常一样端详着日历。从头到尾看下来，每个月该有大事的地方，都用彩笔标着记号，详详细细地记录着12年的规划。退休的日期也在其内，自己的将来统统一眼可以看到底。

工藤若有所思，猛地站了起来，嚷道："你这个祸根！"他一把撕下了那张年历。

这张年历早该撕掉，一个人每天都要盘算、忧虑未来的事情，还怎么能抓住今天，生活在现实中呢？

拖累我们，使我们抓不住今天的罪魁祸首就是一切都指望未来的心理。传统观念和社会环境总是要求人们为将来而牺牲现在。按照这种逻辑，采取这种态度生活，那就意味着没有现在，只有未来，不仅要避免目前的享受，而且要永远回避幸福——因为我们所指望的将来的那一天一旦到来，也就成为那时的现在，而在那时的现在又要为那时的将来做准备。如此明日复明日、今天为将来，幸福岂不是永远可望而不可即吗？

当然，寄希望于未来，如果作为学习和工作上的奋斗目标，期望生活改善、事业有成，这并不错。人应该活在希望中，以此来促使自己从消沉的情绪中解脱出来，但其实质仍是为了抓住现在的时光去做脚踏实地的努力，而不是回避现实去空想未来多么美好。你可能会觉得在未来的某一天会发生一个奇迹般的转变，让你万事如意、获得幸福。你一旦完成某项具体业绩——毕业、结婚、生孩子、晋升等，生活将会真正开始。如果这样想，能使你发奋有为，这当然不错。然而，当那一天真的到来时，却往往是平淡无奇的，不如想象的那么美好。激动一时之后，又会面临新的矛盾和难题。这种把未来理想化的想法是脱离实际的幻想。所以，我们应该生活在现实和希望中，而不是生活在对未来的幻想中。如果"未来复未来"、可望而不可即的做法已成为一种习惯性的循环和固定的生活方式，那就要改变这种病态，打破这种恶性循环，因为它让你放弃了现在。

高尔基指出："世界上最快而又最慢、最长而又最短、最平凡而又最珍贵、最容易被人忽视而又最令人后悔的就是时间。"时间是不等人的。每每回首，你都意识到一个无情的伴侣无时无刻不在紧紧跟随着你——你的死亡。对这位无法摆脱的伴侣，你无须害怕，因为死亡并非是上帝对人类的惩罚，因为正是死亡的黑暗背景衬托出了生命的光彩。试想，如果生命是无限的，我们还会觉得它无比可贵吗？如果明天是无限的，我们何必要抓紧今天、珍惜现实呢？生命如此短暂，死亡的阴影总是经常笼罩，你我还可以活多久呢？我们不必为此感到恐惧，应当利用它来帮助我们扪心自问、做出选择："我可以不抓紧做自己想做的事吗？"

我们不妨来算一笔账。一般来说，10岁以前，我们过日子是用年来计算的，每每盼望过年，因为既能穿新的、吃好的，点灯笼放鞭炮，又有压岁钱；20岁左右，我们大都懂得用月来计算时间了，常常期待早春二月、仲夏七月的到来，因为假日是学生们的"美好时代"；工作以后，30岁左右，我们才知道用天来计算，因为一天不上班干活就会减少一天的收入和收获。生命的价值全凭每一天的辛勤工作积聚而成，一点儿也不容含糊。如果你很珍重时间，或是进入中年，就会懂得以小时来计算时间了。

我们不妨再来算一笔账。人生不过七八十年。一日三餐、一夜睡眠，至少要占去1/3的时间；如果再除去咿呀学语的孩提时代和蹒跚踱步的老迈时光，以及因亲友生老病死、婚丧嫁娶等事宜和个人看病、等车、闲逛等消磨掉的时间，真正用于学习、工作和文娱活动的时间会剩下多少呢？屈指可数，相当有限。

　　珍重时间、讲求效率与心态积极、执着追求成正比，互相促进。每个人的一生就是由每一天构成的。今天，这平常的一天，既不平淡，也不简单，更不是无数，但如果合理利用，就能收获丰硕的成果：如果我们每天砌一块砖，就能建起一座摩天大楼；如果每天行一里路，距离就能环绕地球了；如果每天撒一粒种子，就能使百花满园、树木成行；如果每天读一点书，就会成为满腹经纶的学者；如果每天都与他人交流，就能摆脱孤独与寂寞，并见多识广……

　　生命只有一次，每个人在世界上逗留的时间是如此的短暂，所以，振作起来、行动起来吧！抓住今天，关闭昨天和明天的大门，百般珍惜、充分利用今天的时光。如果你旅游到某个城市的时候，突然发现照相机不知什么时候丢失了，你当然应该寻找、报案，尽到应尽的努力，但不要坐等，不要愁眉苦脸，不要把这宝贵的一天、难得的时间浪费在由于遭受损失而引起的懊悔之中。学会在现时快乐地生活，该做什么就做什么，一个人就能把可能毁弃的一天，变成有所收益的一天。"现在"永远是行动的时候！我们要生活在今天，就要抓住今天，因为昨天是作废的支票，明天是一张期票，只有今天才是你拥有的可用的现金！我们只有这样做，才算是选择了一种自由的、充实的、愉快的生活。我们每个人都可以做出这样的选择，体现生命的意义和人生效率的原则。

第六章 青少年有抑郁倾向怎么办

第一节 关注青少年的成长

一、从小关注孩子的心灵成长

10月10日是"世界精神卫生日"。根据抽样调查，我国现有精神疾病患者194万人，其中0~14岁少年儿童占2%。在"21世纪儿童心理健康展望"研讨会上，曾出现了这样一个颇有意思的情况——好些被家长认定"有问题"的孩子，最后都被专家们判断为"没问题"；但专家们说，把没问题的孩子当作"问题孩子"，却真正是一个得引起关注的社会"大问题"。

一个婴儿在出生后的第六个月就会有选择性微笑。八个月时会害怕陌生人，与母亲的短暂分离会引起焦躁不安，这表示婴儿在这一时期已经有了一定的心理活动。婴幼儿对父母在感情上的依赖贯穿于他早期的全部生活，父母的一言一行都对孩子有潜在的影响。一周岁的幼儿已与母亲建立了紧密而牢固的联系，与父亲及其他关系亲近的人也有亲密行为，记忆力、想象力、思考能力逐步形成雏形。对事物好奇心增强，模仿能力迅速增长，已经初步具备喜怒哀乐的情感活动。这一时期，幼儿如能得到正确的引导，会对他良好心理素质的形成有极大的帮助。如引导不当，则可能发展成一个有各种心理问题的人。

日本儿科专家把"温暖儿童心灵"作为自己的工作目标，就像内藤先生后来接受记者采访时说的："一个孩子1岁6个月起，就有自我意识了，家长从这时起，就得千万小心爱护他们的自尊，不要压抑他们。一个人只有被别人充分承认了自我，才会产生爱别人的情感和同情心。"

父母是孩子的第一任教师。良好的教育方法、良好和谐的家庭气氛对孩子的心理成长是十分重要的。1~2周岁的幼儿没有辨别事物对错的能力，因此父母要逐一地告诉孩子什么是对的，什么是错的，什么事情能做，什么事情不能做。要鼓励孩子去探索，做对的要给予言语的鼓励，做错的要讲明道理，让孩子知道错在哪里，从头再来，直到把事情做好为止。

对孩子合理的要求要尽量满足，对不合理的要求要讲明道理，坚决拒绝。一切顺从孩子的意愿、溺爱或者粗暴苛求都会对孩子的心理发育产生不良影响。耐心地对幼儿讲道理是件十分有意义的事。幼儿虽然对父母讲的道理可能不甚明了，但长此以往，孩子就会逐步明白这些道理。遇事给孩子讲道理对培养孩子有一个平和的心态很有好处，在孩子长大后，他也会以讲道理的方式去处理问题。

父母要做孩子的榜样。孩子会不自觉地效仿父母的言行，因此，要求孩子不要做的事，父母首先就不能做。另外，父母对孩子从小就要讲信用，答应了的事一定要兑现，不答应的事就一定不去做。这样，父母在孩子的心目中就会有威信，在以后培养孩子的过程中，才能对孩子进行有效的教育。

二、青少年抑郁症的特点

在欧美国家，15％的抑郁青少年会有自杀的意念，5％会有自杀行为。自杀所导致的死亡，是青少年的重大死因之一。

研究发现，接近九成的青少年有时候会不喜欢自己，即使是适应良好的青少年，也常会在一日之间情绪起伏较大而且混乱，或者有些青少年会有突然的愤怒现象，但不代表他们患有抑郁症，因为青少年在宣泄情绪的方式上常常超出成人的理解范围与期待。所以，要判断孩子是属于正常的情绪变化，还是已经达到抑郁症的程度，尤其需要成人提高警觉。

青少年的一般概念是指 12~22 岁的中学生和大学生，但是在这个年龄段里，青少年的心理成长和身体发育都处在快速变化的阶段，因此，中学生和大学生的抑郁是有所不同的，有共性也有差异。

三、离婚子女易患抑郁症

"离婚"在人们的心目中，已不是一个少见或艰难的字眼。由于人们对爱情、婚姻质量的追求及婚姻道德观念的改变，近年来我国的离婚率明显上升。国内外大量研究资料表明，婚姻冲突与离婚常影响儿童的身心健康，特别是离婚通常会给孩子带来丧失爱、被遗弃、不安全的感觉，使孩子患上孤独症或抑郁症等精神心理障碍，已成为一种社会不良现象。

某小男孩刚出生时，父母就关系不和，由于不断的争吵最后升级到举拳动脚，孩子不满一岁时他们就离了婚。离婚后孩子随母亲过，因母亲痛恨孩子的父亲，于是在孩子的成长过程中不断在孩子面前诉说自己的不幸及孩子父亲的坏处，甚至要孩子回答别人问话时就说父亲死了。孩子的父亲有时来看看孩子，做母亲的坚决不让看，连父亲送给孩子的礼物都给扔到门外。孩子在这样没有完整的父爱及母爱的环境中长大。上幼儿园时，他在幼儿园里不太合群，不愿与小朋友及老师多讲话，常常一个人呆坐一边，小大人似地想着心事。

有时如果有哪一个小朋友惹恼了他，他就会马上暴跳起来，与小朋友打架，并非要打赢不可。到了小学阶段，这一状况有增无减，学习上有了困难也不愿向同学或老师请教，学习成绩每况愈下。

这是一例典型的由父母离异而出现的抑郁症。

国外的一些调查表明，受父母离异影响最大的是2~5岁的学龄前儿童，表现为强烈的情绪反应，主要有恐惧、自责、退缩等。学龄儿童常见的心理反应是抑郁、焦虑、恐惧，在同伴面前自卑。这种精神方面的挫伤还影响孩子的学业及品行，如成绩差、说谎、逃学、攻击他人等。到青少年时期则主要表现为与父母疏远、过早结交异性朋友、离家出走、酗酒，以致有违法犯罪等行为。

国内的研究资料亦显示离婚家庭中的儿童比和睦家庭中的儿童存在更多的心理卫生问题。男孩子主要表现为行为方面异常，如对人冷淡、无动于衷，不愿与人交谈，易烦躁、发怒等；女孩则以情感障碍为主，表现为爱哭，过分胆小或焦虑、闷闷不乐，觉得低人一等。年幼组以情绪异常为主，而大年龄组在行为、情绪、性格等方面均有异常。另外，孩子对父母离婚的不满和愤怒常常迁怒于同龄伙伴，极易演化成攻击行为，影响自己的结伴能力，引起社会适应障碍。

为了孩子们的成长和教育，父母亲对婚姻应慎重考虑，不得已非要选择离婚时，应了解孩子在这种情感危机及环境变迁中的改变情况，对上述可能存在的问题要有预防措施。父母对待离婚应采取克制、理智、心平气和的态度，使孩子在思想情绪上逐渐接受父母离异的现实，让他们平安地度过这一特殊时期。社会也应当关心爱护这样的孩子，不能歧视他们，不能损伤他们的心灵，帮助他们健康成长。

第二节　正确调节中学生的抑郁症

一、中学生产生抑郁心理的常见原因

抑郁心理是中学生较常见的一种心理失调症，是中学生感到无力应付外界压力而产生的一种消极情绪。处于抑郁情绪状态下的中学生，经常生活在焦虑的心境当中，他们内心孤独却又不愿向同学、老师和父母倾诉；在学习上，他们经常注意力不集中，情绪低落，反应迟钝；他们有较强的自尊心和成功的愿望，但是因为他们对挫折的忍耐力较差，经不起失败的打击，常常因为考试的失败而感到痛苦和恐惧。有严重抑郁心理的中学生，还会出现躯体症状，如食欲不振、失眠、胸闷、头痛等。

中学生之所以会产生抑郁心理，既受他们个性、意志等心理因素的影响，同时还受社会、家庭等外部因素的影响。具体有以下几方面：

（1）中学生达不到既定目标所产生的失败感是他们陷入抑郁的重要原因。理想是中学生学习的重要动力，但中学生在学习中往往对自己要求过高，不能正确处理现实和理想的矛盾，加之处于青春期的中学生心理上还不成熟，还没有形成正确的人生观，因此他们在学习中很容易因失败而感到痛苦和彷徨，产生自我无能感，陷入自轻、自贱的抑郁情绪中。

（2）不客观的自我归因。对自己行为的归因是中学生平衡自己心理的重要方法。许多中学生，尤其是成绩差一些的学生，往往认为自己成绩差是因为自己的能力不行，因此他们对自己会丧失信心。

（3）自尊心的丧失。所谓自尊心，就是一个人对自己的尊重，相信自己的能力和自己从事工作和学习的价值。自尊心较强的学生，善于表达自己的思想，能与同伴很好地相处，在学习和生活中往往独立性较强。而自尊心丧失的学生，在大部分时间内忧愁伤感，害怕参加活动，害怕遭别人拒绝，他们感到没有人爱他们，感到孤独、无助和压抑。

（4）人际交往贫乏。正常的人际交往是中学生心理健康的重要指标。目前，一些中学生受到学校和家长的双重压力，使得他们把大部分时间被迫用到学习上，而无暇顾及朋友间的情感沟通。这种紧张的学习状况，往往使他们感到生活单调乏味，产生孤独和寂寞的情绪。

（5）不合理的"应试教育"给中学生带来过重的精神压力。当前，片面追求升学率的"应试教育"在一些中学还相当普遍。学校为了追求升学率，常常取消各种课外活动，迫使学生苦读"升学书"。另外，频繁的考试使学生的学习活动实际上变成了"应试活动"。这极大地限制了学生广泛的兴趣和爱好，使他们长期处于紧张、焦虑的情绪中。

（6）父母行为方式的影响。在家庭中，父母是孩子的表率，他们的一言一行都深深地影响着自己的孩子。然而，有许多父母为了孩子的前途，不顾孩子的身心健康，在教育孩子时往往走极端。一方面，在生活上他们是孩子的"保姆"，让孩子衣来伸手、饭来张口；另一方面，在学习上他们又成为孩子的"监督官"，时刻关心孩子的成绩，提出严格要求。这种专制的家庭教育，常使他们的孩子在生活上成为无助者，在学习上总害怕失败。

二、中学生抑郁症的症状表现

（1）过分自责。当一两次考试成绩下降，别人超过自己时，就持续郁郁寡欢，脑子钻进"自己很差，以后周围的人会瞧不起我"的牛角尖中，任凭家人怎样劝说，始终不能从痛苦中摆脱出来。

（2）情绪偏激。经常发脾气，见什么都烦。吃喝拉撒睡等生活节奏变得缓慢和杂乱无章，无论家长指出的问题对否，总是以对抗的姿态加以反驳。

（3）心理闭锁。变得孤僻，无言无语，一回到家就把自己关在屋子里，不与家人谈话交流，其内心想些什么、为何这样，谁也说不清楚。

（4）学习障碍。记忆力下降，反应迟钝，注意力不集中，脑子老走神，有时一片空白。平时会的知识，有时觉得什么都不会了，大考成绩比平时测验差得多，随着情绪越来越悲观，学习成绩的滑落程度越来越大。

（5）过分猜疑。脑子里经常想着同学在模仿自己，背地里在议论或谩骂自己，他们的举动是在向自己挑衅等。认为自己的眼神不正常，不敢抬头见人，说话低声下气，甚至认为自己或家人被监控。

（6）躯体感觉异常。把正常的生理状态当成病态，每天大部分精力用在想"病"的严重性上。如反复说自己鼻子呼吸有声音，嗓子里有东西，肚子老是跳，脚脖子凸出一块等。到医院反复检查，无论医生怎样解释，他们都坚持己见，含泪不停地诉说这些痛苦。

典型案例

15岁的小江，中考成绩离满分仅差24分，考上重点中学绰绰有余，但他还没来得及看见自己努力的成果，就从他家住的21层楼跳了下去，结束了自己年轻的生命。小江学习成绩一直不错，喜欢音乐，还有书法和绘画的专长，是个听话懂事的乖孩子，父母对他寄予厚望。但是自从上了中学以后，原本活泼的他变得沉默寡言了，很多时候非常抑郁。有同学看见过他在放学后教室没人的时候，在黑板上写了很多字，诉说郁闷的心情。出事当天，父亲说了他几句，说天太热，让他少穿点儿，把课本等书籍整理整理，他就去了自己的房间，没过多久，他就跳楼了。没有人能说清小江当时到底为什么跳楼。他们一家人上午还一起去公园玩呢。他曾给一个女同学写下毕业留言："咱们都15岁了，也许你觉得你很年轻，可我却觉得我老了。每当人们问我的爱好是什么，我都毫不犹豫地说是文学，难道我最喜欢的就是文学吗？不，我最喜欢的是音乐，我梦想成为一名歌唱家或作曲家，但时光飞逝，转眼间我已经15岁了，我多么想像有些同学一样，考进一所艺术院校，可是不行。我不止一次地有自杀的念头，但每当我打开窗户想跳下去时，我总是思绪万千，我为什么要死？爸妈还需要我，祖国还需要我，世界还需要我，人类的音乐事业还需要我……"这也许能折射出他跳楼时的心情。

三、中学生抑郁症的调节

前面我们分析了中学生抑郁症的含义及发病原因。这里我们来介绍一下中学生抑郁症的调节方法。

1. 建立良好的心理环境

学校和家庭的支持作为个体应对压力的一种重要资源，对个体积极面对困难、克服心理障碍有着不可忽视的作用。对中学生而言，一个良好的学校和家庭环境应具备以下几个特征：

（1）教师和家长应当引导中学生与正直、善良和有健康心理倾向的人接触，这样有利于培养中学生积极的情绪。

（2）学校和家庭应该为中学生提供健康的情绪表达机会，使学生的不良情绪得到合理的宣泄。

（3）教师应该对学生的正面行为给予及时的表扬，以避免学生因得不到重视而产生心理冲突。

（4）鼓励中学生建立有效的心理防御机制，帮助他们学会有效地保护自己。

2. 意思疗法

所谓"意思疗法"，就是通过纠正不正确的思想，抑止或改变那种过分的、狭隘的情绪感应。情绪抑郁的中学生，其痛苦的根源在于不正确的消极思想总是包含着对问题的严重曲解，思想里弥漫的消极感占据着支配地位。"意思疗法"的主要精神就在于"自尊""自信"，必须正确看待自己。每一个人都知道"自我"是最重要的，可总有些人不尊重自己、不爱惜自己。他们可以喜欢朋友、喜欢知识、喜欢自然，却不愿意喜欢自己。如果他们不快乐，那么何不把自己当作一位值得尊敬的朋友来对待呢？"意思疗法"是一种比较易行的方法。情绪抑郁时，可"武断"地认为自己的想法不对。要从好的和积极的方面着想，以微笑面对痛苦。学会宣泄不良的情绪和苦闷，以减轻心理上的压力。美国有一位心理医生做过一个实验，他把44名患有抑郁症的人分成两组，同时接受为时12个星期的治疗。其中有一组采用"意思疗法"，另一组则服用当时认为最有效的抗抑郁症药物。接受"意思疗法"的19名患者中，有15人完全康复了；而接受药物治疗的25名患者中仅仅治愈了5人，有8人由于药物的副作用而退出。可见，"意思疗法"是摆脱抑郁症的行之有效的方法。

3. 加强自我教育，培养健康心态

心境平和、心情舒畅是心理健康的基础。中学生要正确了解自身的个性特点，学会采用理智、转移、升华、宣泄等方法调节和控制自己的消极情绪，在各种实践活动中逐渐改掉不良的性格特征；合理地对待自己的需要和愿望，懂得根据环境的需要来设计自己的行为和目标。当自己的能力达不到自己既定的目标时，就应对自己的目标进行调整，而不是强迫自己去做力不从心的事；直面人生，公正地看待失败和成功，能意识到在人生的道路上挫折与失败是难免的——只有保持乐观的情绪、良好的心境，才能提高自己适应环境的能力；要做到不为世俗所媚，不为流行所扰，不为名利所累，不为浮华所惑，不为富贵所淫，不为失败所困，以宽容大度之心待人，以豁达饱满之情处事，使自己成为生活的主人。

4. 创造良好的家庭情感氛围

预防抑郁最重要的是未雨绸缪，防患于未然。由于中学生还不是成熟的人，他们的父母仍然对其情感或情绪状态负有很大的责任。身为父母应设法了解并关怀中学生的心理，及时疏导其不良情绪，使他们保持健康、愉悦的心境；帮助中学生具备必要的生活自理能力，创造机会让他们独立处理问题，以便他们能摆脱对父母、家人的依赖，增强适应社会环境的能力。与此同时，父母应树立正确的教育观，不宜给中学生过重的压力，既要重视中学生知识的积累，更要重视其心理素质的提高。尽力创造良好的、有利于中学生成长的情感氛围。

5. 加强校园文化建设，培养健康情绪

学校对中学生身心发展的影响与作用不容忽视，良好的校风学风、严谨的治学态度、丰富多彩又积极健康的科技、文体和娱乐活动等是中学生成长的良好环境因素，有利于培养他们积极向上的生活态度、健康和谐的人际关系、乐观愉快的心境，从而增强他们的自我调控能力，保持心理平衡，提高心理健康水平。学校教师应充分发挥其积极情绪的感染作用，组织学生积极参加丰富多彩的文化活动，使他们在活动中感受快乐情绪。校园内适当增设健康安全的娱乐场所及设备，以帮助学生宣泄不良情绪，预防抑郁情绪的出现。

四、一个中学生抑郁症患者的治疗个案

晓琳在小学时是老师们夸奖的好学生，她性格乖巧、听话，服从教导，做事认真负责，因而常常受到表扬，很少受到批评。她成绩优秀，爱好绘画，性格较内向，团体活动参加较少，但有几个知心好友。小学毕业后，考入一所重点中学。原来的伙伴都不在一起了，同时，重点中学里面都是学习尖子，竞争气氛比较浓，好强的晓琳发现自己学习不像小学那么出类拔萃了，学习比较吃力，也没有一个好朋友，觉得很不习惯，也不愿参加集体活动，心情一直十分沮丧。晓琳父母工作较忙，晚上回家一般已近半夜，早上很早就出门，她的生活起居由保姆照顾，因此感觉家中缺少交流，没有人理解自己。周末偶尔有时间全家人一起吃饭，饭桌上父母又会没完没了地告诫她"只有像我们那样考上名牌大学才会成功"，搅得她心烦意乱、食而无味，感到压力很大，上课时常常走神，注意力不集中，不知道老师在讲什么。晓琳的学习成绩开始下降，初一上学期期中考试成绩不理想，忙碌而粗心的父母没有追问成绩下降的原因，也没有到学校去了解情况，母亲大发雷霆，动手打她，还警告她要好好用功，不然要取消其寒假出国旅游的计划。晓琳此后情绪越来越差，整天心神不定，睡眠不好，老做噩梦，上课时注意力越发无法集中，接连几次的单元测验成绩一次比一次差，从班上的前10名，逐次退步到20名、30名甚至40名以下。老师找她谈过一次，感觉她很想改变自己，但不能坚持，情绪经常反复，心情抑郁，学习没有积极性。她早上不愿起床，要叫上好几遍才慢慢腾腾起床，母亲性情急躁，往往大喊大叫，晓琳也逐渐学会了顶撞对抗。期末考试晓琳的成绩排在46名，父母非常生气，果然取消其出国旅游的计划。

晓琳寒假在家里上网，被各类"精彩纷呈"的网络游戏吸

引住，还以匿名的方式交上了几个网友，觉得心情好一些了，认为可以在网上找到认同、安慰，可以无所顾忌地表达内心的感受，开始每天待在网上的时间超过十个小时，有时长达十多个小时。不到一个月，晓琳又觉得上网也没什么意思，便不再上网，只是老有一种难以言状的苦闷，感到前途渺茫，一切都不顺心，经常想哭，但又哭不出来，即使母亲愿意带其出外旅游，也高兴不起来，最终玩得也不开心。

新学期开学几天后，晓琳不愿上学，早上起床后就立即开始玩电脑，母亲只好强行送其到学校。上课时，有关游戏的情况反复出现在晓琳的脑海中，她不但注意力极度不集中，还情绪不稳定，对同学乱发脾气，放学回家的第一件事就是打开电脑上网，却不做作业。这一切终于引起老师的重视，主动跟家长沟通。晓琳的母亲一怒之下将电脑卖掉，并让保姆接送其上学，以防其到网吧上网，同时还要给她请家教，被她坚决拒绝，认为自己变笨了，不可能有好成绩。父亲虽然很少打骂晓琳，但也没阻止母亲的行为，常常责怪晓琳不听话，不努力学习，枉费父母的心血。面对越来越沉重的学业，面对父母的不理解，面对自己无法控制的情绪，晓琳想到自己过去很爱学习，现在不但成绩显著下降，而且原来有兴趣的看电影、听音乐、出国旅游现在也感觉索然无味，有时很悲观，甚至想一死了之，但对人生又有留恋，因而下不了决心。在学校老师的提醒下，父亲曾带晓琳去某儿童机构做过智力测试，结果基本在正常水平，后经人介绍到医院咨询。

经过心理医生检查：晓琳仪态整洁，被动接触，情绪低落；能自述内心体验，讨厌学习、讨厌母亲，最烦的是没有人说话，没有人真正爱自己，没有人理解自己；不愿意说话，觉得学习不好，活得太累，生活没有意义，有过死的想法，但没有自杀行为，自制力存在。

这个病例经过医生综合诊断，有以下特点：

①青春少女，有一种难以言状的苦闷，感到前途渺茫，一切都不顺心；经常想哭，但又哭不出来，成绩显著下降，对原来有兴趣的看电影、听音乐、出国旅游现在也感觉索然无味；有时很悲观，有自杀想法但没有自杀行为，自知力存在。

②病前个性内向、认真，自尊心极强，无精神病家族史。

③体查与实验室检查未发现异常，无重大躯体疾病史。

③有与父母分居的经历——母亲曾被派往香港工作三年；父母工作繁忙，母亲性格急躁，患儿认为父母对自己漠不关心，亲子关系紧张。

⑤升中学后新环境适应不良，不愿主动与人交往，人际交往有障碍。

⑥有互联网成瘾综合征的倾向，但为继发性。

经过对病情原因的综合分析，其产生抑郁症可能与以下因素有关：一是家庭高压，高压力由三方面因素构成，即患儿父母成功榜样的压力、患儿父母期望其成功的压力，以及亲子情感表达不良，患儿有强烈的潜在的爱缺失感；二是患儿自身性格上的不良因子作用，抗挫心理不强，将一次未达到家长和自己的预定目标的偶然事件一般化，从而出现紧张、焦虑等症状；三是升学后患儿新环境适应不良。

晓琳的起病时间不长，情绪虽低落，但自制力尚存，在交谈中表示想改变现状，只是苦于自己无法摆脱这种烦恼。晓琳觉得自己长这么大，作为成功人士的父母亲只知道给她穿得好、吃得好，从不关心她心里想些什么，只是学习上常常给她施加压力，考得好父母的脸绽开了花，考不好父母的脸就皱巴巴；晓琳还特别讨厌母亲，怀疑不是自己的亲生母亲，认为母亲的打骂最令她伤心。因此，调节的关键是积极改善亲子关系，提高晓琳的社会适应能力，重塑自信。根据这一指导思想，采取以下三种调节方法，可帮助其走出抑郁：

1. 改善亲子关系

减轻晓琳的思想压力，改善她们的母女关系是关键因素。母亲意识到自己由于忙而漠视孩子成长中遇到的问题，忽视了孩子的情感需求，主动提出要积极配合，于是医生具体要求其从两个方面配合，其一是多注意爱的情感表达，其二是不再打骂孩子。

结合晓琳的家庭具体情况，医生建议他们近期一定要到"海上田园"进行亲情拓展游戏，并严格要求父母放下平日的架子和威严，必须和孩子一起完成每一个项目。

母亲在很多项目上遇到了困难——丈夫和孩子都已顺利地走过水上轮胎桥，只有她退缩了。在丈夫和孩子的热情鼓励下，犹豫了足有半小时的她，终于鼓足勇气一步一步爬了过去。母亲深有体会地说："开始觉得自己年龄大了，运动起来肯定不行，医生又要求一定要全过，心理压力挺大的，尤其是过桥时，但在孩子的鼓励下我过去了，自信心也增强了，以后的项目就不会难倒我了。我是第一次发现，孩子比我们还行；而且，我也第一次感到，自己需要孩子的鼓励。"

在游戏中，晓琳有些项目超过父亲，更多项目超过母亲，看着父亲好笑的动作，看着母亲的犹豫爬行，晓琳开心地笑了，原来爸爸妈妈也不总是那么成功的（晓琳原以为只有自己没用），心理上的巨大阴影顿时消失了。

家人共同参加的亲情拓展训练使家长收获也很大。父亲说："通过今天的拓展训练，我感觉，平时要求孩子过高，会加重他们的胆怯心理。"母亲说："在很多项目上，我觉得自己都有能力过去，只是心理问题。这就使我想到，孩子有时学习成绩下降，不能单从学习上找原因，还应该找找孩子的心理原因，通过帮孩子解决心理问题来帮助她更好地面对挫折、困难，更快地成长。"以后，亲情拓展游戏又持续了四次，亲子之间的关系开始变得越来越融洽。母亲开始不相信孩子的进步比较持久，后来也越来越投入游戏中去，现在，每周一次的亲情拓展游戏已成为这个家庭的惯例。

这项活动对晓琳的心理调节效果很好，她在日记中写道："我现在感觉到，无论成功与否，他们永远是我的爸爸妈妈，无论自己学习成绩如何，爸爸妈妈都是爱我的。"

2. 提高社会适应能力

晓琳内向、孤僻、不愿主动与人交往的性格特征是人际交往障碍的内在因素，进入新的学习环境和人际交往领域后的不合群又加深了负性心理印痕。因此，让晓琳学习生活技巧，可以帮助其在现实生活中获得一点一滴的成功；让晓琳学习交友技巧，给其创造交友机会，可以提高其人际交往的自信心；引导其寻求适当对象交朋友、运用适当方法表达自己的情绪，有利于从根本上消除上学时的孤独感。在详细了解了晓琳的成长背景并对人际交往方面的一些方式方法做出必要的指导后，医生为她和父母制订了社交能力训练计划：

（1）要求孩子做一种家务，后经商量确定为洗袜子，每天坚持做。

（2）外出办事的能力：到邮局取邮包、寄挂号信等，培养社会交往能力，增长社会经验。要求孩子主动到学校交一到三个好朋友，互相串门，一起玩耍，认识对方的父母或家人；并要求父母改变态度，鼓励其交友。

（3）情绪：每天坚持写观察日记，着重描写与周围人交往时的快乐感觉。

（4）参与集体活动，鼓励其报名参加运动会等。

以上要求看起来简单，家长甚至觉得有点难以理解，但实施起来效果不错，晓琳开始觉得自己"有能力，不再什么也不会了""今天很开心，我喜欢的很多东西，×××也很喜欢，我们多么相像啊，我不再孤独了""我以前太偏激，原来生活里高兴的事情也不少"。

3. 加深自我认知，重建自信

为了使晓琳彻底摆脱抑郁情绪，必须寻找她的优势，激发她的潜能，因此，培养和重塑她的自信十分重要。晓琳原来学习成绩一直较好，升入重点中学后，一次未达到家长和自己的预定目标，便开始怀疑自己，认为自己无用，这样便出现了紧张、焦虑等症状，学习成绩自然越来越差。因此，应该首先表扬其日记文笔优美、情感丰富，建议将文章修改投稿；其次，让她回忆小学时的情况，让她认识到自己本来是有能力的，然后让她回忆进入中学后的学习环境和学习方法有什么不同。这时，孩子有所领悟，意识到问题并不像所焦虑的那样严重，并不是自己没用，最后总结自己小学是死记硬背，上中学后，增加了抽象概括性思维的课程，小学时的学习方法不再适用，所以才感到力不从心。还要求她认真观察一下别人是如何读书的，最好是和学习好的同学一起讨论问题。后来，晓琳的自信心明显提高了。

第三节　如何对待"高三抑郁症"

一、高三现象

5月的一天，成都城南某中学女生楼外，高三女生小玉从6楼跳楼身亡，留下的遗书上说，是不堪学习压力才跳楼自杀的。

小玉是高三毕业班的学生，学习成绩一直名列前茅，特别是数学，而作为数学课代表的她也最受数学老师的喜欢。一日上午，班主任发觉小玉的脸色不太正常，便找来包括数学老师在内的 4 名老师和小玉分别谈话。谈话内容大概是希望小玉能放松自己等。谁也没想到，小玉的压力竟然大到了以结束生命来解压的地步。

小玉对面寝室的一位女同学称，小玉平时性格看起来很开朗，自杀前没有迹象。另一位不愿透露姓名的同学称，他们所就读的班只要是前三名，进清华一般没有问题。小玉以前一直是第一名，上学期期末考试降到了第三名。这学期，班里又转来了几名比较优秀的同学，怕自己最终考不上清华，所以小玉开学后一直都不太开心。

在小玉的寝室内，警方发现了 40 字左右的遗书。这是一张普通的作业纸，遗书上没有署名，也没有落日期。标题就是大大的"遗书"两个字，内容大概是学习压力太大，自己也试图解压，但未能成功，自己这样做（指自杀）对不起老师和同学，希望能够得到理解。

通过和很多高三学生的接触，笔者发现了一个普遍存在的"高三现象"：学生进入高三后，原本活泼的人却变得不爱说话了。他们不再爱跟身边的同学、老师和家长交流，神情开始变得严峻起来。有的同学发展到后来，精神状态开始变差，常面带愁容，遇事显得手足无措。一些家长也注意到了这些现象，并为孩子的变化而深感担忧，有的甚至怀疑孩子得了抑郁症。

引起高考生焦虑和抑郁情绪的因素是多方面的：传统文化的"望子成龙"思想、现行的独生子女政策、万人竞过独木桥的升学现状、学校追求升学率的事实以及暴风骤雨似的青春期的生理心理变化，使得高考生的心理问题成为越来越严重的社会现实。第一，无论成绩好还是不好，无论是在重点高中还是非重点高中，不管是想考大学还是不想考大学，只要临近高考，他们的心情就没有了以前的兴奋和平静，而容易陷入无穷无尽的焦虑、抑郁中。这是任何别的年级学生所体验不到的。第二，考生的学习压力大所带来的紧张心理。老师每天布置的大量作业，把他们压得喘不过气，根本没有让紧张心理得到松弛的机会。每次考试，学校和班级都要排名次，这也在无形之中增加了考生的压力。考生感到学习压力大，感到同学关系紧张，很容易引起焦虑和抑郁。第三，担心考不上大学没有前途而产生的焦虑抑郁情绪。既然初中毕业时已经选择了高中，那就意味着必须考上大学，可万一考不上大学不就等于白读了吗？高考学生每天在心里重复出现的一句话便是："考不上大学怎么办？"他们为此担忧、害怕、焦虑。第四，多数考生怕辜负了家长的期望而产生了焦虑抑郁情绪。现在的考生一般都是独生子女，家长把所有的希望都寄托在子女身上，也把所有的关爱都倾注在子女身上，这就使孩子背上了沉重的心理负担：考不上大学就对不起父母。

二、"高三抑郁症"的症状表现

"高三抑郁症"的症状表现大概有以下几个方面：

（1）抑郁。主要表现为：失眠、神经衰弱、精神不能集中、性格孤僻、自我封闭、不合群、经常会感到前途不可捉摸、失去信心、感到外部压力太大、情绪低落、自惭形秽、手足无措等。

（2）厌倦。对学习和集体生活失去兴趣，表示得极不耐烦。

（3）社交障碍。与同学和老师交往时缺乏自信，呆板，却又多疑、敏感。

（4）躯体化焦虑。焦虑感明显增强，自我感觉不好。焦虑又常以躯体不适表现出来，如头痛、肠胃不适、疲倦。

（5）改向行为。情绪、思想越被压抑，越可能在适当的时候以改头换面的形式表现出来。如易被激怒，因为一点儿小事而与同学大吵大闹，甚至一言不和就拳脚相向。

三、"高三抑郁症"的调节

对于"高三抑郁症"，老师、家长和学生自己要予以充分的重视，及时发现并调节：

（1）班主任和任课老师平时要多注意学生的情绪变化，经常与学生进行沟通，发现学生有异常行为时要主动找他们谈心，使其减轻压力，以促进身心的健康发展。

（2）学校可定期举办家长座谈会，让家长懂得帮助孩子调适学习心理，并要及时发现孩子的心理变化。家长首先要调整心态，做到内紧外松。要给孩子营造一个轻松和谐的家庭氛围，让他们能安心而舒适地学习。尤其当孩子成绩下降时，要因势利导，避免粗暴行为，以免增加考生压力，造成不良的后果。同时，家长还应该根据孩子的实际情况，调整对孩子的期望值。

（3）要帮助考生"学会学习"。"学会学习"是美国著名心理学家布鲁纳针对学校中只重视知识掌握，不重视智力发展和学习方法的弊病提出的一句口号。这句口号被许多人所接受，广为流传，并作为教育目标之一。同时，要教会考生一些自我调控紧张情绪的方法。一是提高自信，克服紧张感；二是睡眠充足，劳逸结合；三是学会放松，稳定情绪。

（4）正确面对高考竞争。高考仅仅是人生众多挑战中的一种，需要全力以赴，但它远远不是生活的全部。

（5）正确看待自己。认识到自己的实力和差距，给自己确定一个力所能及的目标。

（6）主动与同学沟通，帮助别人，获得积极的情感交流。压力会因为交流而得到有效释放，而信心也会因交流而得到重建。

（7）坚持锻炼身体。运动也是一种有效地释放压力的方式，而且还会让学生提高学习效率。花时间到野外走走，可以感受大自然、陶冶情操。当人面对森林、河流或星空的时候会发现，自己的那点压力或烦恼实在渺小得如沧海一粟。

身处高三的同学们要知道——解开枷锁的身体才能舒展，解开心锁的心理才会更健康、更有活力。

第四节　大学生的抑郁症及其调节

大学阶段是人生可塑性较大的时期，也是人的世界观、人生观、价值观以及良好的心理素质形成的关键时期，这一阶段比人生其他阶段的心理压力、矛盾和冲突都多，尤其是在当今社会竞争日趋激烈、就业形势不容乐观的情况下，对人的素质的要求更是越来越高。大学生迫切希望在大学期间消除各种不良的心理现象，增强对社会的适应能力，主动迎合社会的需求。大学生来到大学这一新的环境，面临许多新的问题，如果这些新的问题解决不好，就会产生各种心理问题和心理障碍。

一、大学生产生抑郁心理的常见原因

1. 环境不适应

刚刚进入大学的学生，习惯于他们原来熟悉的家庭、学校和社会环境，养成了在这种熟悉环境下的行为方式，形成了心理定式。进入大学后，环境骤然变化，使他们失去了可以依赖的对象，猛然间需要他们具有独立的生活能力和个性，自己解决生活、学习中的问题，这使他们感到措手不及、难以适应，以致饮食无味，坐卧不宁，思乡怀旧，心事又无处抒发，内心甚为苦恼，久而久之，产生了抑郁心理。

2. 学习方面的不适应

中学和大学的学习方法不一样。中学的教学往往是灌输式的，学生处于被动的学习地位，学习内容、进度、重点和作业等都由老师决定。而大学完全依靠个人，老师处于一个辅助、引导的地位，自学能力强的学生脱颖而出，而有些中学时的佼佼者，由于对大学的学习方法掌握不好，加之强手如林，从常胜将军到新集体中普通的一员，这种强烈的反差无形中会在他们的心理上导致一种失落感，以致闷闷不乐，抑郁心理由此产生。

3. 人际交往

大学生中，有的人或由于骄傲自满，或由于性格孤僻，而与同学格格不入，他们往往为此甚为苦恼。个别学生学习成绩优异、能力较强，社会活动较多，但不注意处理人际关系而遭到嫉妒和孤立。有些学生不好好学习，谈恋爱，结果失恋，造成恶性循环。这样的学生都有可能产生抑郁心理。另外，大学生中，有的人家庭不睦，本人也卷入矛盾的旋涡，并为此苦恼；有的学生从小父母离异，生活在单亲家庭之中，长期缺乏父爱或者母爱，在心理上产生了消极的影响，但又不愿对别人倾诉，久之而产生抑郁心理。

4. 自尊心和自卑感的冲突

部分贫困大学生由于经济窘迫，在现实生活中满足不了物质需求和享受，对贫富差距悬殊不理解，有时受到的不公平待遇和不愉快的体验强烈地冲击着他们过分自尊、敏感和脆弱的心灵。心理上的长期不平衡导致抑郁心理。

5. 理想自我和现实自我的冲突

有的学生因为没有考上理想中的名牌大学或者没有上自己喜欢的专业而产生强烈的失落感，对自己和生活都感到灰心失望，并由此产生抑郁心理。

二、大学生抑郁症的症状表现

（1）在情绪上表现出强烈而持久的悲伤，觉得心情压抑和苦闷，并伴随着焦虑、烦躁及易激惹等情绪反应。

（2）在认识上表现出负性的自我评价，夸大自己的缺点，自卑，内疚，常回忆不愉快的往事或遇事好往坏处想；对生活兴趣明显减退，甚至丧失了业余爱好，不愿意参加娱乐活动，不愿过多交往，社交时缺乏自信，严重者悲观失望甚至产生自杀念头。

（3）在躯体上还可表现出明显的食欲不振、失眠等症状，感到身心疲惫，精力不足；面容忧虑，伴有叹息、呻吟或者哭泣的表情。

（4）在学习上懒散被动，言语动作迟缓，思维迟钝，对学习缺少信心，导致成绩下降。

三、学校应做的工作

对于大学生抑郁心理的预防和调节，学校有着相当重要的作用，这主要体现在以下方面：

1. 引导学生树立正确的成才观

在成才教育过程中，必须引导学生树立正确的成才观。首先，要"成才"先要"成人"，要按照一定的社会要求或规范，形成与该社会的期望相一致的观念体系和行为方式，形成适应于该社会文化的人格，这是社会对"成才"的前提要求；其次，"成才"并不以"名次"为标志，能考上大学，即具备了"成才"的基本条件，但最终"才大""才小"取决于他对社会的贡献大小，每个大学生都应树立起"成才"的信心；最后，上大学不是"成才"的必要条件，素质提高才是最重要的，即使上不了大学也同样能为社会做贡献。

2. 增加心理卫生知识的普及教育

通过对大学生提供心理学和心理卫生知识的普及教育，可唤起和增强大学生个体心理的自我调节、自我防御和自我完善的能力，为大学生形成健康的心理打下良好的基础。在教育内容上，应增加有关青年心理卫生、人际关系方面的内容，还可邀请有关专家、学者和精神科医生到课堂上做有针对性的专题报告，实现思想政治教育和心理教育的同步发展。

3. 加强对大学生的心理调适

每个人所能承受的压力各有不同的限度，就像每一根琴弦，各有一定的弹性限度，当精神压力变成忧虑的时候就有了"超压"之感。这时切忌把不良情绪埋藏在心底，必须采取合理的方式，将情绪宣泄出来。教师可通过与学生谈心或授课的方式，减轻他们内心的紧张和压抑，制止心理障碍程度的加重和极端行为的发生，并使他们逐渐摆脱原来那种不正常的经验认知，科学地认识和对待生活压力、学习压力及就业压力等，对他人和周围事物树立正确的态度，摆脱消极认识。必要时，可组织相关的讨论，并引导这些学生说出自己的观点，给他们以宣泄的机会，这对疏导情绪很有好处。

4. 引导学生创造一个和谐、互助、互谅的集体

进入大学后，"集体意识"存在着强、弱两种不同的发展趋向。强的一面源于大学生现在或将来的交往需要，大学生开始着意建立自己的交往圈子，培养自己的社交能力；弱的一面在于这种交往具有明显的"交往强者，冷落弱者"的特点。在这样的背景之下，患有抑郁症的大学生往往被冷落，导致其病情恶化，一些性格孤僻、内向的大学生也难以得到调适。因此，教师在成才教育中必须引导学生创建和谐、互助、互谅的集体，让他们知道"我为人人，人人为我"的社会环境需要每个人付出努力，以此唤醒某些大学生的同情心。这样，患有抑郁症的大学生就容易在理解和帮助中得到治疗或积极配合治疗，逐渐摆脱病态，恢复健康。

四、自我预防与调节

1. 正视自我、勇于接受现实

马斯洛在研究有关自我实现的实验时发现：心理健康的人对世界的知觉是客观的，也能按照生活的真实面目来看待生活，他们能按照自己的本来面目来正视自我，并能够坦然地接受现实中的自己，包括现实中自己的缺点和不足。相反，心理不健康的人对世界的知觉是主观的，他们不能正确认识自己、评价自己，以致狂妄自大、目空一切，也不能坦然地接受自己，以致出现自暴自弃、心灰意冷等现象。

2. 努力加强自身个性修养

每个人的个性特征是不同的，从心理学角度来分析，存在着神经类型强弱、灵活性的差异，智慧高低、能力大小的差异，性格内向或外向、独立或依赖的差异等。不同的人有不同的性格特征，不同的性格特征有各自不同的积极因素和消极因素，但是有一点是相同的，那就是当一个人性格特征中积极因素多于消极因素时，他在人生的道路上成功的机会可能多些。因此，每一个学生应该努力加强自身个性中的积极因素，克服消极因素。这也是消除心理障碍、促进心理健康的有效途径。如：增强理智感，克服主观臆断；增强自制力，克服激情性冲动；增强自信心，克服自暴自弃；增强利人观念，克服利己思想；增强宽容精神，克服狭隘偏见；增强法制观念，克服懦弱性格等。

3. 确立符合自己实际的抱负水平

心理障碍往往源于挫折，而一个人在心理上能否体验到挫折感，与他的抱负水平密切相关。如果自我抱负水平过高，失败的机会则愈多，则更容易体验到挫折感。如，两个人都考了 80 分，如果一个人原定目标为 90 分，他便有可能产生挫折感，而另一个人原定目标为 70 分，他便没有挫折感而有进步感。因此，大学生在制订学习计划时，不仅要考虑目标价值的大小，还要充分考虑到目标实现的可能性。如果条件不具备、目标实现的可能性极小，即使是很有意义的目标，也不应列入计划。

4. 注意建立良好的人际关系

学生健康的心理状态是由良好的学校心理环境熏陶而成的，而良好的学校心理环境是由学校人际关系构成的，这主要反映在教师与教师之间、教师与学生之间、学生与学生之间的关系上。这些关系处理得当，就能形成团结合作、患难与共的凝聚力；如果这些关系紧张，就会造成彼此冷漠或敌视，甚至是幸灾乐祸、钩心斗角的耗散力。目前，不少大学生普遍反映人际关系难处，有痛苦不愿找老师谈心，有烦恼不愿找同学诉说，从而造成内心的压力、痛苦得不到正常宣泄，为心理障碍的产生埋下了隐患。因此，建立良好的学校人际关系，对于大学生排除心理障碍、促进心理健康有着不可替代的作用。

要建立良好的学校人际关系，大学生必须首先学会以善意的态度与人相处，而不是以敌意的态度待人；尊重别人，而不是强加于人；真正地鼓励与赞美，而不是虚伪的恭维与奉承；友好地劝告与批评，而不是粗暴的讽刺与攻击等。另外，作为教育工作者也应注意：时时以自身的良好形象为学生树立良好的人际关系榜样。如：对学生一视同仁，处事公平合理，正直无私，不拉帮结派，不扶植亲信等。教师对学生要付出朋友式的爱心、诚心、细心与耐心。如：主动了解学生的思想动态、学习能力，及时解决学生学习中的疑难问题，积极分担学生生活中的忧虑与艰辛，并时常为学生之间的正常交往与情感交流铺路搭桥等。

5. 培养积极向上、健康乐观的情绪

实践表明，在健康情绪状态下，青年学生的知觉活动、思维活动，特别是智力和创造活动才能得以充分发挥。而在挫折状态下，消极情绪的连续产生会引起心理失衡，导致心理障碍的产生。

处于青年时期的大学生，生活经历少，遇事易冲动，不善于控制自己的情绪，常常因一点小事而动感情，或振奋、激动，或丧气、失望等。因此，教育学生如何调控自己的情绪，是摆脱心理障碍、促进心理健康的重要途径。

调控的办法主要有以下几种：

（1）积极预防。我们知道，情绪活动中枢尽管为边缘系统，但最终还是要受到大脑皮层的调节，受到认识过程的影响。因此，可以通过正面教育，提高学生的思想认识，培养学生乐观向上的心理品质以及办事果断、处事不惊的良好个性，从而从根本上预防不良情绪的产生。

（2）合理调节不良情绪。如果大学生遇到挫折，产生烦恼、愤懑、沮丧、焦虑、彷徨等不良情绪时，应该学会用适当的方法进行调节。调节的方法有下面几种：

①宣泄，即在适当的时候、适当的场合，向适当的对象倾诉内心的不快，以减少内心的痛苦。现代人本主义大师罗杰斯曾以自己的亲身体会向我们阐明了宣泄的妙用。他说："我以亲身的体会证实，当你处于精神痛苦时，如果有人能听你诉说衷肠，同时又不试图评判你，不替你承担责任，不打算改变你，你就会感到非常愉快。"

②转移，即把注意力暂时转移到其他事情上，以缓解或冲淡不愉快的心情。

③压抑，即靠意志的作用把不愉快的心情压在心底，不让它表现出来，以期在适当的时候再加以调节。

6.塑造良好性格

马克思说过："生活就像海洋，只有意志坚强的人才能到达彼岸。"一个人一旦拥有坚强的意志，就会创造出惊人的奇迹。人生不会一帆风顺，都会有这样或那样的挫折和困难，因此苦恼和痛苦很难避免，关键是看人能否在痛苦中再次振作起来。平时多参加集体活动，多做些家务，尤其是磨炼意志的事情，尝试坚持到底的乐趣，这样对锻炼自己的意志品质是大有好处的。同时还要树立必胜的信念。作家丁玲曾经讲过："人，只要有一种信念，有所追求，什么艰苦都能忍受，什么环境也都能适应。"信念能使人产生坚强的意志。一个人的信念可能是积极的也可能是消极的，而积极的信念会使人乐观向上、朝气蓬勃。

第五节　贫困大学生的抑郁状况调查

一、贫困大学生的抑郁心理值得重视

志东是北京某著名高校的一名特困大学生。他6岁时父亲就去世了，母亲除了抚养他和妹妹，还得赡养年迈多病的爷爷奶奶，生活的贫困可想而知。在学校里志东一直是品学兼优的学生，高二时他代表省里参加全国中学生化学比赛得了第一名。没等他的高兴劲儿过去，又一个喜讯从天而降：学校通知他出国参加国际中学生奥林匹克化学比赛。可现实的困难却冲淡了他的喜悦——出国得自己添置一套460元的统一服装，这笔钱对于他们这个一年只能吃上一次肉的穷人家来说，真是个天文数字。

别让抑郁打败你

　　校长知道后，在全校大会上把他和他的母亲请到了主席台。"几年来，就是这位母亲，用方便面的碎屑、咸菜和自己的血汗供养大了一位为国争光的孩子……"在热烈的掌声中，校长交给他母亲一个纸包，"全校师生捐了 800 元，让志东好好考，为国争光……"母亲感激得说不出话来，拉着他走到台前向师生们深深鞠躬。她的身子弯得很低，以至斑白的头发几乎拂着了台上的尘土。志东心里的兴奋突然一扫而光，一向靠成绩撑持的自尊被这几百元荡涤殆尽，他觉得自己像一个无能的乞丐，正在众人面前和母亲一起跪下乞求施舍。

　　1996 年 9 月，志东捧着"金帆"奖顺利地跨进一所名校，却发觉自己丧失了自信。名校里人才荟萃，曾有人戏言，就是掉下一片树叶，砸着的也是哪一届的高考状元。他马上感到了压力。寒酸的衣着、浓重的地方口音也让志东在生活优裕的同学面前感到自卑。他是靠贷款上大学的。每月的生活费靠给学校清扫校园和打扫宿舍楼楼道挣出，一月 300 元。这是在首都维持吃穿用的最低限度，志东必须节省每一分钱。

　　一天下午，志东正在清扫楼道，两个女生走过他身旁，其中一个仔细打量了他一下对同伴说："他是咱校的学生啊，以后寝室打扫卫生别雇钟点工，请他帮忙算了，肥水不流外人田。"这话像针似的扎到他的心上：同是莘莘学子，给他们打扫卫生竟成了我的"肥水"，难道我是乞丐？贫困的生活造成了他过于敏感自尊的心态，名校人才荟萃的现实又使他不再是最拔尖的人物，这彻底打破了他多年来的心理平衡。逐渐地，他不愿和其他人说话，封闭了自己，也不愿参加集体活动。后来，情况越来越严重，他开始晚上几乎通宵失眠，白天神思恍惚还经常呕吐，脑子好像凝固了，查资料、做论文时思绪混乱，甚至单词都背不下去……

　　志东患上了抑郁症。

随着生活水平的提高，一些大学生开着私家车上学，而一些特困生却要靠到处打工才能维持生计。这种两极分化的现实无疑会对一些心理脆弱的学生造成沉重的压力。根据一所大学的问卷调查显示：在有效调查的718名学生中，贫困生共有217名，对生活状况不满意的贫困生共有159人；有140位贫困生体会不到生活的幸福；有"3位贫困生存在着抑郁状态或抑郁倾向。在问卷中一些贫困生谈到，"只要一有同学说自己丢了东西，我就觉得所有人的眼光都在看着我"；"我觉得老天不公，为什么要把我生下来，生下来又不生在一个好人家"；等等。

贫困生主要表现为经常为一些无谓的事情心烦，感到压抑、恐惧和孤独，不容易集中精力做事，比平常话少了等。在访谈中有一位女生表示，"我在中学时，很活泼，也爱说话；可是上了大学以后，慢慢地越来越不爱说话了。"贫困生对目前的生活和现状的不满意表现在：朋友很少，经常感受的是孤独和空虚；不认为生活会给予他们机会等。但他们存在着想积极改变现状的要求。

二、多种因素导致贫困生抑郁

调查认为，经济原因是导致学生产生抑郁心理的最主要因素。一位贫困生谈及最近的心理感受时说："心里总是很烦，谁帮忙也摆脱不了。"问其原因，他坦言："中学时，大家的经济条件都差不多，上大学以后，差距太大了。"可见，经济方面的原因已经成为贫困生心理上沉重的负担，影响了他们的心理健康。

贫困生在应对方式上的不正确、不完善也导致了他们抑郁心理的产生。贫困生的生活要比其他同学更艰难，他们遇到的困难较多，需要通过求助才能得到解决。他们需要更多的理解和支持，需要倾诉的对象。然而，当贫困生遇到困难时，多数是向家人和以前的同学、朋友求助。这反映出他们的求助模式处于不完善、不理想的状态。其主要原因是大学生自尊心较强，使他们的心理戒备更重。在大学集体生活中，同学之间的利益冲突较多，使同学间的社会支持产生了障碍。再有，高校师生关系一般较为淡薄，所以学生没有信心去向老师求助；学校的专业咨询机构宣传不够，学生前去求助的很少。

贫困生的人格特质也导致他们抑郁心理的产生。贫困生在人格特质上更多表现为内向、谨慎、情绪不稳定，参与社会的程度较低等。如果贫困生经常表现出沉默、谨慎、自我封闭、情绪化等特点，则会导致他们产生为一些无谓的事情心烦、总觉得别人厌恶自己、难以集中精力做事等不良心理。

父母的教养方式也很重要。贫困生家长一般受教育程度不高，一些家长经常为鸡毛蒜皮的小事发火或在孩子不知道原因的情况下发脾气，或当着别人的面莫名其妙地打骂子女，并超过了孩子可接受的程度等，这些也成为学生产生抑郁心理的原因。

三、贫困生抑郁的表现和特点

1. 自卑和无望感

抑郁是贫困生心理问题较严重的方面，由于自卑从而导致自轻、自贱、自我鄙视，对自己持有完全否定的态度和情感体验，缺乏生活的积极性和主动性，抑郁孤僻，自我封闭；生活困难给他们的心理带来了重大的挫折，面对挫折，他们往往感到自己无能为力，从而丧失挑战困难的勇气和信心，在心理上采取逃避、退缩的应对方式；缺乏人生理想和生活目标，消极地对待人生，消极地看待生活中的一切，使整个人生带有浓重的灰色调。人际交往困难。自卑与自尊的矛盾性是贫困生的心理特点。

贫困生因家庭贫困而自卑，但作为一个自我意识已经成熟的个体，他们又有强烈的自尊要求。因此，对涉及自己的事情非常敏感，容易形成情绪和情感上的强烈波动。由于这种心理特点，使贫困生在人际交往和群体活动中存在不同程度的困难，表现出明显的不确定性和不稳定性。他们有融入群体的强烈愿望，但又往往因为自身的问题导致矛盾和冲突；他们有得到周围环境支持的心理需求，却又不愿接受他人的同情和怜悯。

2. 心身疾病突出

对自身状况的客观认识，使他们懂得只有发奋成才才能彻底改变自身的处境。因此，他们能够为此而努力，但现实问题又时刻困扰着他们，这些难以解决的问题使他们长期处于心理紧张和焦虑的状态；另一方面，由于经济无法保证，饮食质量和数量上都不能满足生理的要求。心理上的紧张和焦虑，物质上的匮乏，两方面的因素使他们的身心受损。

3. 问题行为较多

贫困生心理问题往往表现为综合性问题，当多种因素发生作用时，情况就更为复杂和严重。调查中发现，除人际交往问题之外，比较典型的问题还有学习失败、出走、旷课、偷窃等。据统计，因学业不良而留级、退学、肄业的学生中，存在经济困难问题的学生比例明显偏高。

四、学校应做的工作

对学校而言，在贫困大学生抑郁心理的预防和调节方面，应特别加强和改进以下工作：

（1）建立健全心理健康教育和咨询体系。近年来，高校的心理健康教育工作虽有较快的发展，但基础还相当薄弱，仍需要下大力气来抓。

（2）强化育人环境。对贫困生而言，心理上的自卑和抑郁很可能带来学习、生活以及人际交往中的其他问题。因此,学校要十分注意加强班级、宿舍的整体建设,充分发挥学生会、社团的作用,积极开展心理互助活动,为贫困生营造良好的环境与氛围。通过同学之间、师生之间的团结友爱、互相关心、互相帮助,让贫困生感受到社会和学校的温暖、人与人之间的真挚感情,深切地体验到社会的支持,培养起他们积极、主动地利用社会支持的意识和行为习惯,从而消除因经济困难可能给贫困生带来的精神上的消极影响。调查表明,低年级学生的心理问题要比高年级学生严重。因此,新生入学的适应问题应引起高度重视。要丰富入学教育的内容,除专业教育之外,要强调学习困难、专业兴趣、职业选择、人际关系等方面的适应教育。

(3)助困与育人有机结合。学校以育人为根本宗旨。贫困生问题的解决也应遵循这一宗旨,在帮助他们解困的同时,应着重培养贫困生自信、自立、自强的精神,鼓励他们奋发成才。

五、自我预防和调节

对贫困生个人而言,要加强自身修养与调节。

(1)贫困生应正确看待贫困,消除虚荣心。贫困毕竟不是自己造成的,不是自己的错,贫穷并不代表自己比别人差,更不能说明矮人一等。羡慕别的同学富有是可以理解的,但千万不可因自己贫穷而自卑、委屈,甚至觉得社会不公,从而内心产生不平衡。许多贫困生产生上述心理问题主要是虚荣心所致。所以,贫困生应消除虚荣心,穷就是穷,只有勇敢、真实地面对贫困,才能消除虚荣心,才能找到克服贫困的途径。应以一颗平常心接纳自我、贫穷的家庭和清苦的现实生活。心"清"才能志远,才能将主要精力放在学业上,而不是放在花钱上。

(2)应该树立"人穷志不短"的信念,以自尊、自信、自强的态度面对贫困。只有志不短，才能在贫困的环境里以平常、平实、平等的心态面对生活，与他人交往时，才能保持自尊和自信。为人处事，不要太敏感。遇到要花钱自己又没有钱时，应坦言相告，而不要打肿脸充胖子，造成自己更大的心理压力；更不要为钱而折腰，甚至去干坏事。自古以来，许多伟人都是从逆境中奋起而成功的，事实证明，逆境更能培养人、塑造人。

　　另外，贫困生应该了解自己的优缺点。自己虽然贫困，但别的方面并不一定比人差，应发挥自己的长处，积极展示自己的优势，如学习成绩优异、体育能力强等，通过这些赢得他人的认可和尊敬，培养自信、自尊、自强的品格。

　　（3）应加强心理品质和情操的培养，提高自身接受挫折的能力和情绪调控能力，积极进行自我心理调试，寻求支持，减轻心理压力。贫困生产生心理问题，许多是由于心理承受力差而导致的。对此，贫困生应有意识地提高抗干扰能力，为自己树立远大的目标，培养高尚的情操和人格修养。对于贫困导致的生活压力，一方面应积极寻求外部和自我支持，如申请学校贫困补贴、减免学费、助学贷款、勤工俭学、打工兼职等；另一方面要积极为自己减压。贫困生应明白，贫困对于一个人只是暂时的，只有刻苦学习，才能在今后摆脱贫困。贫困生还应积极转移注意力，参加一些有益的集体活动，以此开阔心胸和视野，减轻心理压力，摆脱心理困境。如心理问题严重，贫困生应找老师、知己，最好是找心理医生，寻求他们的帮助。贫困生应牢记：不要让贫困折断了自己奋飞的翅膀。

第七章　正确调节男人的抑郁心理

第一节　男人难做

一、父亲，您辛苦了

每年6月的重要节日——父亲节，总是掀起一阵赠礼风潮，街上四处可见送皮带、皮夹、烟斗、衣帽等表达心意的广告，时时提醒着我们："父亲，您辛苦了！"

不过，父亲节的意义应不只对父亲送个礼、问声好而已，大家也应一起关照父亲们的身心健康与情绪压力，毕竟"一家之主"好与不好，关系着全家的幸福与快乐，你说父亲的问题重不重要呢？

俗话说，家家有本难念的经，每个父亲也都有自己一本难念的经，所有外务（事业、经济）、人情世故（朋友、面子）、家中气氛（亲子及夫妻互动）、全家健康（长辈、平辈及儿女等），真是各层各面，交错复杂。所以说，父亲们没有压力是骗人的。

"父亲"常有两个极端类型：

（1）人格极为悠闲满足型。在家人眼中不太积极进取，这倒忙坏了家中的妈妈们，于是妻子边做家事边唠叨，父亲干脆关起耳朵来个充耳不闻。长久以来，夫妻沟通越来越差，亲子关系也演变为不等边三角形，"父亲节"可能是家中的"斗争日"，可怜而又无助的父亲们！

（2）神经敏感，人格特质为求完美、易焦虑、紧张型。这种父亲什么事都想掌控，"完美"是他们努力的终极目标，妻子的工作、家事、儿女从小到大的学业、交友等，无一不是他们要求的对象。全家总是努力表现，为的就是不让这个"100分"的父亲不高兴，全家都累。当然了，最累的就是这个要求100分的父亲！

上述这两种都是"可怜的父亲"的例子。这些父亲不是一个礼物或者安慰就可以帮上忙的，所以，我们来思考下如何帮助父亲吧！

父亲的压力哪里来？

父亲的压力来自经济、家人、朋友、工作或者人际关系。身为子女若不主动关心是帮不上忙的。

父亲的个性是哪一种？

不同的个性下，对同样的事件会有全然不同的压力感受，想要关照并帮忙，就要了解他们。

父亲的健康情况怎么样？

压力大、日夜操劳，若调适不当则易转化为有害健康的破坏因子，长期下来，父亲很可能会有高血压、高血脂、心血管疾病、失眠、焦虑及抑郁症等，所以，送他一份健康比任何礼物都实惠得多。

父亲心中想要的是什么？

每个父亲心中都有很多愿望，有时这些愿望唾手可得，却永远没有人注意过。例如，有时父亲只想跟很久不和他说话的儿子聊聊天，或者是全家大小陪他回故乡一趟。

其实，"父亲"是很辛苦的社会角色，在社会价值观下他必须是坚强而有力的，泪往肚里吞，狂喜也不能失态，但我们也要接受父亲也可以难过、需要人陪伴的事实，这才是真实的人。让我们一起高呼：“父亲，您辛苦了！”

新时期的父亲应该学会调适、放松自己。首先，要从心里认识到男人也是人，一样有痛苦和脆弱，一样会忧愁生病，不要不敢示弱，死鸭子装嘴硬。其次，要注重养生和健康。当你可以从压力、成就取向转为保健和愉快取向时，轻松的感觉就离你不远了。最后，保持生活的节奏感。不要忘记自己的生活节奏，一旦被工作、家庭压得喘不过气，生活一团乱时，你就离放松愈来愈远了。

二、躲开职场抑郁的地雷

大学毕业后，翔在一家贸易公司找到了工作，顺利地留在了北京这个国际大都市。开始的两年，翔意气风发，由于自己的谦虚和好学，工作成绩不断得到老板的认可，同事间相处得也很愉快。第三年，因为岗位的需要，翔被调换到其他部门。翔不愿意走，可是老板的命令不可违抗。在新的部门，翔怎么也找不到以前的感觉，与部门同事之间也远没有以前的融洽和快乐，翔的情绪开始频繁地出现波动。

渐渐地，能言善辩的翔开始沉默，每天总是醒得很早，却不想去上班，不愿意与他人交往，食欲减退，工作效率一步步下降，在受到同事们的质疑和上司的责备之后，翔的这些变化愈加明显，失眠加重，无法坚持工作，老是自怨自艾、自卑自责，认为自己是这个世界上最笨最无能的人。翔的家人目睹翔的日渐萎靡和消沉后，竟没有任何的开导和劝慰，反而加以鄙视和嘲笑，觉得他心理承受能力太差，没出息，成不了大器。家人对翔的不理解无疑带给翔更大的失落，终于，在那个无人的清晨，翔毫不迟疑地割断了自己的腕脉。

现代人生活步调加快，得失之间也变得鲜明无比，情绪的震荡常把一些上班族晃得七荤八素，加上人际竞争的复杂化，若稍有心理调节不当或者外在支持无法配合，就易陷入情绪抑郁的恶性循环中。所谓"恶性循环"，指的是一旦你因事件不顺利而抑郁不振，导致心灰意冷，甚至进一步使工作效率下降，恶性循环后更多挫败和失落的事情便会接踵而来，如此内外交加，抑郁症就等着你了。无怪乎近年来上班族罹患抑郁症的比例越来越高，小则造成企业团队里整合不良，大则造成个人离职、失业和自杀，实在令人不能小看抑郁症的破坏力。

三、别让身体也不景气

张先生是一家建筑公司的老板，近日来整天苦恼于没有新的建设项目可接，而原来的贷款利息又压得他几乎喘不过气来，眼看多年的心血将随着这拨全面不景气而化为泡影，不知怎么了，开始易怒、焦躁，且晚上睡不着觉，总觉得无精打采，诸事提不起劲儿来。朋友见了他，都说："老张啊，怎么几天不见，整个人瘦了一圈，气色真差！"老张这才想起，这阵子食欲极差，吃东西味同嚼蜡，在朋友的介绍下来到医院看医生，诊断为压力不适并有严重抑郁症。

经由专业医生的治疗，张先生的情绪逐渐有了好转，虽然市场仍然不景气，但他却不那么担忧在乎了，做起事来也更有效率了。

随着经济的不景气，许多中小企业的经营也多少遇上了些困难，这对许多企业主、老板及员工而言是寒冬。还有股市的波动则是造成股民情绪不稳的重要因素。这些人中间出现了许多抑郁症患者。一般来说，由此类压力而引起的身心症状包括以下几种：

（1）失眠及相关障碍：如入睡困难、冷汗惊醒、噩梦连连，或者怎么睡也睡不足等。

（2）神经紧绷及焦虑：包括容易紧张、凡事放不开、注意力无法从困境中转开，以及全身肌肉紧绷、头痛、呼吸有压迫等。

（3）抑郁及绝望情绪：如无助感、无望感，过度的自责及罪恶感，对一切事物都失去了兴趣，想法也变得非常负面，甚至出现活不下去及自杀的念头。

这些困扰其实都属于调适上的问题。这里需要提醒投资大众，股市固然一片惨绿，但生活中仍有许多层面的重心，大家千万不要忘了还有工作、家庭生活与人际来往等，因为如果只是一味地将注意力集中在股市上，凄惨的心情会如影随形地跟着你，自然会使你没有心力也看不到人生中其他的喜乐。

建议这一种人不妨多接触快乐的人，吃健康的食物，做一些轻松的休闲活动，不要只盯着股价指数不放，这样心情只会更坏。毕竟财富之外，情绪健康和精神生活也同样重要。

第二节　男人也会患抑郁症

根据心理学家马基尔博士的研究显示，如果一个男人将生活的重心只摆在一两种生活目标上时，目标一旦遭受压力或者有阻碍，就容易产生失落感与危机感。

心理学家认为，失落与抑郁是息息相关的。对男人来说，常因强烈的失落感而产生自我认同的危机，例如，自觉吸引力丧失、期望落空、自己在家庭或者社会中的地位或者价值低落、事业无法更进一步等，这样很容易导致抑郁的发生。

典型案例

王某，32岁，身体很好，为国家某机关副处长，有一位漂亮贤惠的妻子和一个聪明可爱的孩子。家庭可以说是非常的美满幸福。但是近半年来，他总觉得活着没什么意思，而且最近一个月来，总想着以什么方式去死。他到菜市场上，看到那些鸡、鸭、鱼等，总觉得它们活着更是没有意义，大多一生仅几个月，即使一直活下去，也没意义。他有时想，其实人活着也和它们差不多。由于总想到死的问题，王某成天都觉得软弱无力、没精打采，总是睡不好，连对漂亮的妻子也不再感兴趣。后来经过医生诊断被确认为得了抑郁症。

无意义感、欲死感、无兴趣感以及疲惫感都是抑郁症突出的临床特征。抑郁症首次发作后至少要持续两周，而王某已远远超过了这个时间指标。大多数抑郁症患者对平常感兴趣的事包括做爱都会失去兴趣，且都会反复出现死亡的念头或行为。有的除了有失眠、早醒、睡眠过多等睡眠障碍外，还会有食欲不振、体重明显减轻等症状。

一、男人抑郁症的病因

传统上要求一个男人要独立处理自己的问题，而不鼓励他把自己的情感表达出来，或是寻求帮助和抚慰。人们赋予男人的这种社会角色也带来了一定程度的负面效应。当一个男人表现出莫名的恼怒和冷漠时，这可能意味着他另有隐情。

据统计资料表明，在美国，将近20%的女人和10%的男人受到了抑郁症的困扰。对后一个数字，有些研究者表示怀疑，因为通常男人不像女人那样愿意去寻求心理保健治疗，而且男人痛苦时不像女人那样喜欢表现出来，他们的痛苦往往不容易被发现，因而他们是否患有抑郁症也不得而知。为了更像一个男子汉，他们很怕说出自己的苦闷，也为遇到挫折感到羞耻。由于压抑已成为习惯，即使想说，有的人也难以表达。那么究竟是什么原因使他们抑郁了呢？

（1）事业成就目标与预设理想有差距。当一个人的成就与自己所希望达成的目标有很大的差距或者感觉有挫折时，他往往会开始改变自己的个性及行为方式，并造成危机。

（2）自我理想没有达成。人都有自己的理想，却常因家庭、事业或者社会的要求而自我压抑。例如，在成家后，男人对照顾妻子、孩子的责任；在事业上，现实与自我理想的相互矛盾。然而，就在压抑甚至自暴自弃的过程中，自我认同产生了危机。

（3）社会角色、地位的改变。以中年男人为例，一步入中年，他人与社会将赋予他与以往不同的社会角色及地位。如果他无法适应且认同，则会产生危机感。

（4）家庭结构、角色的变化。男人步入社会后，便从依赖转变成供养的角色；对中年男子来说，孩子长大了，或者外出求学、工作，或者结婚，家庭便成了"空巢"状况。加上中年男人原本是家庭的主角，但当孩子或者妻子不再依赖他生活时，他的影响力变小了，家庭地位改变了，自我价值感降低了，从而产生危机。

（5）身体健康状况日益减退。男人到了中年后会察觉到自己的体力、智能活动力日益衰退，生理病症产生，加上同事、朋友的健康不良，甚至年长亲友的死亡，会使他们感觉来日不长，没有多少时日可以去实现他们想做的事。这种感觉将使中年男人开始产生退缩，对现阶段及以后的生活产生不良影响。

（6）失去吸引异性的魅力。对男人而言，从青少年阶段开始，是否对异性具有吸引力，会影响个人的自我认同。因此，男人往往在感觉其外表及生理状况逐渐不能吸引异性时，会因失落感或者为了补偿这种失落感，而造成自我认同的危机。

（7）希望进一步追求个人的成长。如果男人发觉奋斗多年，仍无法在家庭、工作、社会中获得成就感，不安全感就会让他陷入生命中的停滞状态。有些男人甚至会觉得日常的家庭及工作生活缺乏挑战性、缺乏成长的机会，因而产生危机感。

二、男人抑郁症的症状

由不愉快的事情引起的暂时性情绪低落是正常的，甚至是适当的，这不属于抑郁。在抑郁症中，情绪低落持续的时间更长，压抑焦虑的程度更大。如果一个人糟糕或抑郁的情绪持续两个星期以上或更久，对那些过去曾给他带来欢乐的事情无动于衷（一种被称为快感缺乏的状态），并且还伴有以下症状，那么此人患抑郁症的可能性就比较大：

①嗜睡或失眠；

②渴望变化；

③疲劳或冷漠；

④有过分的内疚感，在生活中感到无聊，或看不到希望；

⑤健忘、犹豫不决或精力不能集中；

⑥有自杀的想法，或尝试过自杀，或正想把自杀付诸行动。

三、男人抑郁症的治疗

对于抑郁症，一些心理疗法比较管用。如果是深度抑郁，医生通常会开出抗焦虑的药物，其药理作用在于保持脑循环中具有调节情绪作用的神经递质含量处于高水平。对于那些由于睾丸激素缺乏而引起的男性抑郁症，可以通过静脉注射或皮下埋植等方法，补充睾丸酮。不过，睾丸酮一方面可以使情绪兴奋，而另一方面也会诱发前列腺癌。所以，对于那些因其他原因引起的抑郁症，最好不要使用睾丸酮补充法进行治疗。

第三节　预防男性的"产后抑郁症"

在一家饭店当厨师的张先生，不久前，爱人生了孩子，他在高兴之余，开始担心起以后生活中的很多问题，这样一来，他的精神压力不断增加，脾气日渐暴躁，甚至为了一些小事就大发雷霆。而且他经常失眠，终日闷闷不乐。现在，他已经不能工作，辞职回家。

产后抑郁症通常指妇女单方面的问题，但也有不少研究显示，产后抑郁症正在不断扩散到男性身上。不但女人会有产后抑郁症，男人也会患同样的病。

一、男性"产后抑郁症"的表现与原因

男性患上产后抑郁症的表现为：终日困苦不堪，精神恍惚，食欲减退，并伴有严重的睡眠障碍。

导致男性产后抑郁症的原因很多，一般而言，有以下几种：

第一，男性对生儿育女缺乏足够的心理准备，突然间多了一个孩子会使家庭开支大幅度上升，使男性经济压力增加。对于一些低收入者来说，更易造成冲击，使其时刻处于担忧中。

第二，丈夫除了上班外，回到家还要照顾妻子和孩子，休息不够，睡眠不足，长期下来使其心烦气躁、身心俱疲。

第三，女性产后或多或少都会把相当部分的精力花费在小孩身上，精神依托也会由丈夫转移到小孩，从而分散了对丈夫的亲切和柔情，而这样的变化对于一些男性来说可能就是一种打击。

目前，男性产后抑郁症尚未引起人们的重视。长期以来，人们总是在患者病情严重时，才简单地将之归类于精神病，很少去探寻发病的真正原因。而这样一来，既延误病情，又影响治疗效果。

二、如何预防和调节男性"产后抑郁症"

第一，男性要做好自我调适。对于男性产后抑郁症，只有从其产生的原因寻找缺口才能彻底解决。首先，要做足心理准备，一方面是在孩子出生前，从书本上学些育儿的知识；另一方面，

孩子刚出生后的一段时间，要注意自身的心理调节，明白有一时的困难是必然的，不必烦恼。其次，多与亲人、朋友沟通，把自己的苦恼向别人倾诉，寻求帮助。最后，主动找心理医生帮助，找出症结所在，必要时可以辅助药物治疗。

第二，作为另一重要角色的妻子，也要积极预防和帮助丈夫调节男性"产后抑郁症"。首先，多和丈夫沟通，了解彼此的想法。在孩子出生后，妻子不要把自己全部的精力都放在孩子身上，让丈夫感到被冷落，应该对丈夫多一分细心，一旦发现丈夫有抑郁的倾向时，就要千方百计地多和他交流。夫妻之间，语言的交流是非常重要的。试想，在一个月色朦胧的夜晚，孩子安然地睡了，你们都累了，靠在床头，看着外面的月色悄然而进，望着在月光中熟睡的小宝宝，回忆一下你们恋爱时的美好时光，轻轻地告诉他你的心里话，这时，有哪个男人的烦恼不会被这样的柔情蜜意而化解呢？其次，帮他做一做放松神经的按摩。头痛失眠是产后抑郁症常见的症状，假如你的丈夫常在失眠时伴有钝痛、胀痛、牵扯痛及头昏、眼花等症状，专家认为不妨试一试以下简易按摩自疗法：

①用食、中、无名指指面，摩擦前额至局部温热。

②双手食指微曲，以食指端自前发际始向脑后梳理30遍。

③双手食指点揉百会、太阳、风池、攒竹、阳白穴各一分钟。

④双手食指张开，叩打头皮20次，用力适中。

以上手法早晚各做一次，效果更好。

第三，做父母亲是一项全职工作，因此，可以在适当的条件下偶尔请亲属或他人帮助照看小孩，以便与丈夫共同拥有一些娱乐时间。外出用餐、看电影、探朋友或上小酒吧，这些活动既可视作休息又可联络夫妻感情。如果你的丈夫已经患上产后抑郁症，并且出现明显抑郁的症状，应尽快咨询心理医生的意见，寻求早日解决问题的办法。不妨劝他试用一些抗抑郁药，因为有些男人可能先天性地潜藏着抑郁症的基因，此时仅仅靠心理咨询或心理疗法是不够的。

总之，男性产后抑郁症是可以解决的。解决方法可分为二个层面：防止产后抑郁症的出现，及时治疗和防止病情继续恶化虽然有些男人会觉得"我不接受治疗，抑郁症也会在数星期、数月甚至一年后自然好转"，不过其间会受到很多痛苦的折磨。而且，初为人父的经验将变成一个不好的开始，同时影响到和宝宝与伴侣的关系。所以，产后抑郁症的时间越短越好，及早诊断和治疗是非常重要的。

第四节　男性更年期也可能导致抑郁症

刘先生是一名机关工作人员，53岁。近两年来，他常常觉得心慌、胸闷、坐立不安，整晚睡不着觉，出汗很多，平白无故地感到脸红，大便也不正常，不是腹泻就是便秘，情绪波动大。家人和同事都觉得他像变了个人似的，火气大了不说，还经常冲身边的人发"无名火"。他自己也常对自己的情绪感到莫名其妙，但就是无法控制。一开始他以为是工作太繁忙引起的，于是有意减少应酬，注意休息，少抽烟、少喝酒，结果情况并没有任何改善。接着他到当地的一家三甲医院做了一系列检查：心电图、CT、性激素检查……几乎该做的和不必做的检查他都做了，连同住院费总共花费了两万多元，但就是没有检查出任何异常。

这是最普遍的更年期综合征的表现。从生理上来说，这是由于植物神经功能紊乱引起的，会经常出现头晕、出虚汗、失眠、不想吃东西等情况。

男性更年期是由中年过渡到老年的一个必经生理阶段，它没有明显标志，只是反应有轻有重。男性更年期一般从 55 岁开始，60 岁以后更明显，随着性激素分泌减少，而引起垂体、肾上腺等的变化，导致整个内分泌紊乱，出现情绪、心理上的变化。而心理上变化更大，表现出来就是莫名其妙地烦躁、爱发无名火，尤其是平时脾气特好的男性，这时候会出现空前的暴躁。工作中有时思虑过度，常常会觉得心烦意乱，感到莫名的恐惧，太过紧张的话，还会产生心悸、耳鸣、眼前发黑等情况，每天都很疲惫，一到家就觉得浑身没力气；如果已经退休在家，会有些许失落感，觉得自己退休没事做，总丢三落四，体力下降，挫败感强。

如果更年期综合征所表现出的情绪障碍控制不好，再加上一些外来的压力，很容易使这种障碍进一步恶化，上升为更年期抑郁症。因为社会地位、责任的不同，来自社会、工作、家庭的压力让男性的心理负担过重。而一些外在的影响，比如生病、下岗等突发事件，如果自己控制不好，也会导致更年期抑郁症。

虽然更年期综合征演变成抑郁症的概率一般只有 20%，但是抑郁症患者的自杀概率却最高。因为通常他们对什么都没兴趣，总是表情沮丧，不断自责这儿做得不好，那儿做得不对。身体上的表现容易偏向极端，要么一口饭不吃，要么吃得特多，尤其是睡眠不好，夜里睡不着，容易早醒。

除了心情抑郁，他们还时常疑心自己有病，总觉得浑身别扭、哪儿都疼，虽然到医院检查都没事，但稍微有点儿不舒服，就怀疑自己是不是得了什么不治之症。如果发现丈夫或父亲出现了这种比较抑郁的心理状态，最好是及时向心理医生咨询。不过，如果他觉得自己哪里不舒服，在没有确定是否是心理原因造成的幻觉之前，一定要先到医院做检查确诊。

为了防止男性更年期抑郁症的产生，男性及其家属要做好预防和调节工作。

首先，控制情绪，自我调节。过了 50 岁的男性，应该意识到自己可能要进入更年期了，要有意识地控制一下自己的情绪。最好能以静制动，保持心理稳定，消除不必要的紧张。因此，快进入更年期的男性，最好能学一点更年期常识，了解自己生理和心理发生的变化，然后泰然处之。对已经进入更年期的男性来说，控制情绪首先要学会制怒。由于雄性激素的作用，男性本来就容易发怒，再加上更年期时内分泌紊乱，就更加容易动怒。意识到自己进入更年期后，要刻意地把什么事都看开，别什么事都斤斤计较，努力向乐观、开朗方面调节。处世待人的时候心胸开阔点，要拿得起、放得下，千万别把自己闷在屋里想心事，要强迫自己找排解的方式。当伤心、焦虑、生气的时候，最好能转移注意力，尽量多做户外活动，最好是根据自己以前的兴趣来，但一定要动起来。因为在户外不仅可以呼吸到新鲜空气，而且还可以通过活动来调节植物神经，达到心情愉悦的目的。另外，除了以多玩多动来调节心绪之外，心里别憋事，都发泄出来。一方面，在遇到事情时能变换角度想问题，就是自我解脱的一个好办法；另一方面，要么和家人、知心朋友倾诉一通，要么大哭一场，这种方法对更年期男性的心理保健来说，大有好处。

其次，更年期男性的配偶、子女都要懂得并理解更年期男性的身体机能特征，消除不必要的紧张，搞好家庭成员的关系，这是保证更年期男性心理正常的重要条件。

对更年期患者来说，无论从预防还是调节的角度看，都应积极地摄入维生素 B。人体缺乏维生素 B，会导致神经过敏，易于兴奋。易于疲劳、情绪不稳，一般也是人体缺乏维生素引起的。与更年期综合征有密切关系的，除维生素以外，还有优质的蛋白质。由睾丸产生的男性激素通过肝脏转换成女性激素，以维持人体内性激素的综合环境。因此，拥有一个健康的肝脏，本身就可以起到预防更年期综合征的作用。为此，处于更年期的人应多吃含丰富蛋白质的鸡蛋、牛奶和牛肉等。总之，男子到了更年期更应注意安排好工作与生活，做到起居、饮食、工作有规律；体力或脑力负担不过度，也不过于安逸；工作时间集中精力，业余时间多从事一些感兴趣的有益活动，症状就会逐渐减轻或消失。症状严重的人，可在医生的指导下适当服用一些睾丸酮之类的药物，或是益髓添精、补益肾气的中药。

第八章　正确调节女人的抑郁心理

第一节　现代女人也抑郁

典型案例

梦萍，35岁，公司经理。

23岁那年，梦萍工作的研究所里新来了一位研究生，他叫小军，博才多学，风度翩翩。梦萍是实验室助手，她的细致周到十分合小军的心意。每次来做试验时，他总是喜欢请梦萍当他的助手。在交往中，梦萍发现自己爱上了他。在小军众多的追求者当中，梦萍是最不起眼的一个，她的学历最低，相貌也很平常，连她自己都觉得没有希望，为了离自己心爱的白马王子近一些，她暗自报了业余大学。

对于梦萍来说，就像天上掉下来馅饼一样，在众多的追求者当中，小军选择了她。结婚后不久，小军去了美国，梦萍申请陪读也去了美国。这是一段艰难的拼搏岁月。刚到美国时，由于语言不通，梦萍只能干不用说话的活儿。那时，她为几家餐馆洗盘子，一双手一天十几个小时在洗涤剂里浸泡得都变了形，小军握着这双手哭了，发誓一定要学到真本事，干出大事业，让梦萍过上富裕、舒适的日子。

　　第二年，小军申请到了助教的职位，减轻了经济上的压力，梦萍的打工生活也有了很大的改善，她很快过了语言关，在一家刚开业的小公司打工。几年之后，小军获得了博士学位，并找到了一份报酬优厚的工作。梦萍在小企业打工时，对办企业有了浓厚的兴趣，她在打工之余到大学进修了MBA课程，并获得了学位。在此期间，不断有朋友与小军联系，建议他回国发展，因为在中国同样能赚大钱。但小军对此毫无兴趣，梦萍却十分感兴趣。她利用回国探亲的机会，对有关方面进行了详细的考察，并建立了一些关系。回美国后，梦萍向公司提交了一份开发上海市场的计划书，深得老板赏识。她很快得到了晋升，负责上海项目的开发。公司的发展非常顺利，不久公司决定在上海创办分公司，由梦萍担任市场开发部经理。梦萍希望丈夫和她一起回国发展，但小军在美国一流的实验室，他的事业也在蒸蒸日上，他不反对妻子去创一番自己的事业，但是不一定非得回国。而梦萍却认为她的事业只有在中国才能成功。夫妻俩谁也说服不了谁，渐渐地感情出现了裂痕，最后终于分手。小军和女儿留在了美国，梦萍孤身一人回到上海。所有人都认为她疯了。

　　离婚就像心头被剜去了一块肉，梦萍把所有的精力都投入到工作上，成了一个工作狂。后来，她被提升为分公司总经理，这是她梦寐以求的职位。但是她感到自己是那样的孤独，望着前夫和女儿的照片，眼泪哗哗而下。她拨通了美国长途；女儿祝贺她的成功，此刻她极想听到小军的声音，但女儿告诉她，小军和另一个女人去度蜜月了。梦萍突然感到自己牺牲了生命中最宝贵的东西，此时，离婚的伤痛异乎寻常地膨胀起来。她不明白自己为何那么傻。她不断回忆着与小军和女儿在一起的每一个细节，每一次都感到那么甜蜜而又那么心痛。她开始整夜整夜的失眠，每天早晨醒来就感到累，提不起精神，她得费很大劲儿才能起床，而且上班常常迟到，她对一切都失去了兴趣：做事开始拖拉，经常出错，工作受到了极大的影响。她受到了批评，再后来她被降了职，更加消沉了，还出现了厌世情绪。她感到人活得一点儿意思也没有，完全坠入绝望的深渊，丧失了最基本的求生的愿望和勇气……

抑郁症患者中，女性占绝大多数。据美国哈佛大学最新统计：世界范围内，女性遭受抑郁症困扰的概率是男性的两倍。全世界的女性中，大约每八个人中就有一个在一生的某个阶段会遭受抑郁症困扰。目前，哈佛心理健康研究报告对女性易患抑郁症的原因进行了如下分析：

（1）基因因素：遗传因素提高了女性患抑郁症50%的概率。科学家们发现了很多和抑郁症有关的、只有在女性中才会出现的各种基因突变，包括一个与女性激素调节密切相关的基因。

（2）女性更容易紧张：根据对30个国家超过3万人的调查显示，女性更容易抱怨说她们正处在紧张的情绪之中。和男性相比，女性更容易遭受某些极度紧张的特殊状况，比如性虐待、家庭暴力等。

（3）经前期紊乱：大约2%~10%的女性患有月经前焦虑精神障碍，这是因为这些人对体内激素水平改变的高度敏感性造成的。

（4）妊娠、产后的特殊生理时期：大约10%~15%的母亲在生育后头6个月患有抑郁症，在妊娠期间患抑郁症的女性比率甚至更高。

基于这些原因，女性更应该对抑郁症有足够的认识，警惕抑郁症的困扰。

第二节 职业女性压力巨大

王娜30多岁了，从事外贸工作。她在大学毕业进入社会后，由于能力突出，在很短的时间内就做了部门经理，得到了老总的赏识。对于其他人来说，她已经成功了，但她发现自己仍然要再进一步。她的业绩越好，老总对她的要求也越高，她因此更渴望快速地步入上层。为此，她把全身心投入工作中，无暇谈恋爱。

她已是30多岁的人，还没有成家。但她是人，不是机器，更不是创造成功的机器，她也有自己的情感。当然，父母对她的压力也很大，总说她应该成家了，但由于她已经走到很高的位置了，又不能放下架子，所以总处于彷徨状态。她说不敢见父母，特别怕看到父母那渴望与担忧的眼神。但由于人的能力是有限的，长期工作的压力使得她很想放弃，无奈之下，她只得求助于心理医生。经医生诊断，王娜患有抑郁症。

随着社会生活形态的改变，传统上以家庭生活为主轴的女性们，开始将生活中的大量时间投注在职场。于是，社会角色的多重化变成一个令人不可忽视的问题，而衍生出来的现象就是职业女性的生活压力和身心调适障碍。如何能成为一名快乐、充实、不忙乱疲惫的现代上班女性，就是一个不简单的任务了。

职业女性所面临的几个困扰，可以分为下列各项来叙述：

（1）时间永远不够用：赶时间上班，赶时间买菜、做饭，还得腾出空来与子女互动和家人联络感情，永远觉得没有时间休息。一遇到假日，只想什么事都不去做，好好"懒"一整天，但洗床单、采购生活必需品、小孩上才艺班等任务又在等着，"一支蜡烛两头烧"，真是女性真实的写照。

（2）生活重心失序：事业女强人与贤妻良母、好媳妇都是你追求的目标，但每时每刻都会碰上它们彼此相冲突，譬如，赶工作业绩与全家出外郊游、逛街若是在同一天，保证此时你会矛盾不已。有时你会发现，要做这类的决定所耗费的心力就足以让自己身心俱疲，更不要说事情本身了。

（3）自我逐渐模糊化：柴、米、油、盐、酱、醋、茶、业绩、报表、拟计划，年轻时向往的真是这些吗？如果你发现自己常对一切不满意，烦躁气恼不已，做事冲动，自己也不知人生所为何事，那可就不是小问题了。

（4）身体莫名不对劲：心悸、头痛、脖子紧、失眠、胡思乱想、常觉胸口闷紧、手脚酸麻、注意力不集中，也不知道该看什么医生，此时，身心压力症候群已经找上你了。

针对职业女性的身心压力调适，有几点原则是通用而易行的：

（1）做个"足够好"的现代女性：足够好指的是你已经尽力了，不论状况变得如何，记得提醒自己：我已经足够好了。接受自己且满足是心理治疗的最大原则。记得这个原则，并时时提醒自己，追求是无止境的，为何要在追求过程中空虚、痛苦呢？

（2）一段时间内只扮演一种角色：角色的多重化是职业女性的一大特征，但只有清楚地分割及定位，才能做好事情。上班时不要想着该买什么菜，回家后就把工作暂时放在一旁。要拥有有效率的生活必须明确而单纯才办得到，而效率是职业女性的必备条件之一。时时提醒自己，一段时间只扮演一种角色。

（3）给自己多一点时间认识自己：认识自己的特性及好恶很重要，相信很多人被问及："你是怎样一个人？"能自信且不迟疑地说出来的人并不多。请多给自己一些时间，若没有自我的认识及追求，你的人生将逐渐变成黑白的。

（4）有问题找人倾吐与分担："没有人没有困扰"，生而为人皆有烦恼，但是只要告诉你的先生、家人、同事或者心理医生，被了解与同理心对待本身就是一项强而有力的支持力量。不要不好意思，掩饰不代表坚强，真正的坚强来自于满足和快乐。

其实，现代职业女性承受着无比的压力，但只要处理得宜，也是幸福的，因为你有丰富的生活角色及满足感。别让自己"两头烧"，你也可以两面迎风展翅。

职业女性要放松自己有以下几项原则：

（1）设定自我合理的人生目标及节奏。

（2）做一个单一时间内"单纯"的角色，千万不要"轧角色"，否则保证忙不过来。

（3）对自己好一点。别虐待自己，不要太苛求自己，每天给自己一个"小恩惠"，日子才能过得长久。

（4）要有途径可以倾倒"情绪垃圾"。不要没有朋友、没有支持，孤单是很危险的。

（5）随时注意自己的健康，好好照顾自己，因为没有好的身体，就没有好的心情。

轻松的原则每个人可以不同，但是每个人都应该有自己的一套，这是健康和快乐的本钱。有了好的基础，就不怕身心出毛病了。

第三节　白领女性易患"产前抑郁症"

刘小姐怀孕前在一家跨国公司做财务，丈夫是另外一家大公司的总经理。刚怀孕两个月，小刘就在家人的劝说下辞掉了工作专心在家"休养"。这样一来，过惯了朝九晚五生活的小刘似乎有了个轻松的长假。为了孩子，吃饭不再考虑身体发胖的问题，想吃什么就吃什么；睡觉不用担心上班迟到，想睡多久就睡多久。但是，除了双休日丈夫陪着，婆婆偶尔带些好吃的过来看看自己，"休养"在家的小刘再没有其他的长期陪伴者，想做点事情又怕影响孩子的正常发育。

在家"休养"还不到一个月，电视看腻了，杂志翻烦了，上网又有辐射，从未有过的无聊开始向小刘袭来。于是，她便开始想各种各样的问题：孩子会发育不好吗？生孩子过程痛吗？婆婆对自己好吗？丈夫对自己是真心的吗？生完孩子身材还能像以前一样吗？虽然很多道理小刘一次次地想明白过，但新的一天开始后，她又开始胡思乱想。这样，到她怀孕四个月后，出现了吃饭胃口不好、睡觉睡不着的现象，甚至白天想的那些问题晚上在梦里还纠缠不休，每天都郁郁寡欢的小刘还特别容易动怒，小刘开始怀疑自己得了抑郁症。

近年来，产前出现精神问题、心理问题的女性正呈上升趋势，上升率为 9%，远远超过了产后抑郁症每年 2%~3% 的上升率，其中以白领女性为主。很多人都知道有"产后抑郁症"，但对"产前抑郁症"和其严重性却知之甚少。最近有专家提出，产前抑郁症的危害性远远大于产后抑郁症，严重时，孕妇甚至还会做出伤害自己的行为，诸如自残、自杀等，累及胎儿的性命。专家提醒，女性从怀孕起，在心理上就应及时调节，做好角色转换。

产前抑郁症是近年来出现的一种新的孕期心理疾病。女性从怀孕起，由于体内激素出现变化，特别在怀孕早期的三个月里，会出现呕吐等各种身体不适；同时，心理也容易出现波动，情绪更容易低落。由于生育期女性是精神病易感人群，如果调节能力差的女性此时没有得到适当照顾，心理压力过大，难以从"少女角色"转换到"妈妈角色"，就可能在临床上表现出躁狂、抑郁、精神分裂，甚至出现意识障碍和幻觉，以致发生难以预料的意外事件。

为什么女性尤其是白领女性会出现产前抑郁症呢？下面我们从生理和心理两方面来分析其中的原因。

生理原因是：生育期女性是精神病易感人群，而怀孕后尤其是怀孕前三个月，由于激素分泌不稳定会造成情绪不稳定，往往就会带来一些心理问题。心理原因则是：若女性怀孕后马上辞去工作，充实的生活状态和明确的生活目的一下子就没有了，人变得特别空虚，所有的注意力只好转向孩子和自己最亲近的家人，孕妇不能做具体的事情就会东猜西想，猜想久了心理问题也就出来了。另外，还有个重要的原因是，大部分生活在城市中的女性从小没有吃过什么苦，生孩子会带来痛楚这样的事实让她们非常恐惧。

因此，要预防女性患上产前抑郁症，首先，丈夫在妻子孕前要密切关注妻子的心理变化，尽一切可能关心、体贴她，减少不良刺激，使其保持愉快心情和稳定情绪。

其次，在产前要做好孕妇的卫生宣教工作，使产妇对分娩和产后的卫生常识有所了解，以减轻孕妇对分娩的恐惧感和紧张感。

此外，孕妇还应该及时调节情绪，放松心情。平时应适当地进行户外运动，比如短途旅游、做孕妇操、游泳等，参与一些社交活动；保持充足的孕期营养，因为足够的营养和充分的休息能够避免心理疾病的发生。

第四节 产后抑郁症的调节

童某从她产下婴儿之后，始终被一种难以排遣的烦闷、抑郁折磨着。本来，已近三十岁的她好不容易生下孩子当是幸事，但欣喜过后，她觉得身边的人注目而喜欢的是孩子，却冷落了她；丈夫在做了父亲之后丧失了以前的幽默、轻松，而变得疲惫、庸常而乏味；更令她难以忍受的是，新生儿动不动就需要打针吃药。童某从此变得抑郁寡欢，她很快瘦弱下来，还患上了严重的失眠症。她的眼圈始终是黑黑的，一天下来说不上五六句话，还经常没来由地哭哭笑笑，最后丈夫无奈地将她送入了一家精神病院，向医生求助……

一、什么是产后抑郁症

大多数女性在宝宝出生后的几天内会觉得有点伤感，这种现象称为"婴儿抑郁"，主要是因体内激素的变化引起的。但是，相当多的女性还会出现更为严重的情感低潮，这一症状称为 PND 或产后抑郁症。

产后抑郁症通常在产后一个月内出现，但也有可能在宝宝出生六个月后才出现。这种情绪可能会持续几周、几个月，如果问题没有得到适当的解决，甚至会持续几年。症状包括沮丧、焦虑、极度疲倦、失眠、食欲不振和性冷淡。最为明显的症状是，母亲表现得对婴儿漠不关心，而且常常不愿意照顾婴儿。

二、容易引发产后抑郁症的危险因素

（1）婚姻问题。

（2）怀孕期间的生活压力或负面事件的发生，如家属死亡、亲戚远离、搬到新地方、曾经历产后抑郁症或心绪混乱。

（3）分娩时的创伤经历。

（4）怀孕期间，女性激素和黄体酮增长 10 倍。分娩后，激素水平迅速降低，在 72 小时内迅速达到以前的水平。一些研究显示，产后期激素水平迅速降低和抑郁症状出现有关。

（5）对于新妈妈来说，孩子带来了巨大的快乐和兴奋，但没有哪个新妈妈能完全兼顾繁重的工作和照顾婴儿。孩子出生后一段时间，新妈妈常充满兴奋，但接下来可能是失望，然后便是感到无法胜任作为母亲必须完成的工作。

（6）以前抑郁症的历史增加了妇女得产后抑郁症的危险。研究显示，1/3有抑郁症病史的妇女会在产后时期重患。

三、产后抑郁症对孩子的影响

产后抑郁症可造成母婴连接障碍。母婴连接是指母亲和婴儿间的情绪纽带，它取决于一些因素，包括母婴间躯体接触、婴儿的行为和母亲的情绪反应，这种情感障碍往往会对孩子造成不良影响。研究表明，母婴连接不良时母亲可能拒绝照管婴儿，令婴儿发生损伤，并妨碍婴儿的正常发育生长。据报道，孩子多动症即与婴儿时期的母婴连接不良有关。

患产后抑郁症的母亲不愿抱婴儿，或不能给婴儿有效地喂食及观察婴儿温暖与否；不注意婴儿的反应，婴儿的啼哭或难喂不能唤起母亲的注意；由于母亲的不正常抚摸，婴儿有时变得难以管理；母亲与婴儿相处不融洽，母亲往往手臂伸直抱孩子，不目击婴儿，忽视婴儿的交往信号，把婴儿的微笑或咯咯笑视为换气而不认为是社会交往的表示；厌恶孩子或害怕接触孩子，甚至出现一些妄想，如认为婴儿是新的救世主（夸大妄想），孩子生病或死亡（疾病妄想），孩子的形状、大小、色泽改变（体象改变），孩子变为野兽或邪童（变兽妄想）等。

这种影响会令孩子在出生后头三个月出现行为困难，婴儿较为紧张，较少满足，易疲惫，而且动作发展不良。

对后期婴儿（12~19个月）的影响研究表明，母亲的产后抑郁症与婴儿的认识能力和婴儿的性格发展相关。母亲产后抑郁症的严重程度与婴儿的不良精神和运动发展成正比。

对儿童早期（4~5岁）的影响研究表明，在产后第一年有抑郁症的母亲，她的孩子的能力和认知指数均显著低于健康妇女的孩子。

基于产后抑郁症对母亲和孩子的不良影响，此症一旦诊断成立就应开始治疗。这不仅可避免母亲病情加重甚至向产后精神病发展，也可使婴儿尽早地感受到妈妈的慈爱和温暖，从而健康快乐地成长。

四、怎样让产妇走出抑郁的阴影

对产后抑郁症，社会、家庭都要予以充分的重视，产前要尽量充分做好身体、心理、物质三方面的准备，以帮助产妇顺利度过这一特殊时期。如何让产妇走出产后抑郁症的阴影呢？要做到以下几点：

（1）身体上。准妈妈要注意孕期的体育锻炼，以提高身体素质。特别是许多常坐办公室的孕妇，要每天参加一些适宜的有氧运动，使心肺功能得到锻炼，使机体能够在产后尽早恢复健康，适应繁忙的母亲角色。

（2）心理上。产前要对育儿知识有一定的了解，在孩子出生后才不至于手忙脚乱。如可以在产前通过读书、听讲座、观摩等学习喂奶的方法、为婴儿洗澡的方法以及正确抱孩子的姿势。同时，还要了解一些儿童常见病。对一些意外情况要有思想准备。

（3）物质上。提前几个月为小宝宝的降生准备好所需的费用和衣服、被褥、尿布等，并为母子准备好房间。

（4）房间条件。房间要有充足的阳光，但不宜直射婴儿及母亲，可用窗纱遮挡。每天要开窗通风，换走室内污浊空气，保持室内空气新鲜。即使是冬天也应如此，如果怕孕妇受风着凉，可在通风时让母子俩在其他房间待一会儿。

（5）家庭气氛。家人不能对生男生女抱怨、指责，无论是生男生女都是自己的骨肉，要愉快地接受孩子和产妇，给产妇创造一个良好和谐的家庭环境。

（6）丈夫的配合。月子里，丈夫最好能陪伴在产妇身边，协助产妇护理婴儿，如帮助产妇给婴儿洗澡、换尿布等。有些丈夫怕孩子哭而影响自己的睡眠，夜里就独自到其他房间睡，这样会使孕妇觉得委屈，使抑郁症状加重。丈夫要多陪伴妻子并应谅解妻子产褥期的情绪异常，避免和妻子争吵；如果出差在外地，一定要赶回来照顾妻儿。

五、产妇的自我调节

1. 寻求帮助

如果你觉得自己情绪不稳或对孩子有暴力倾向，或者你认为自己不能胜任照看新生儿的重任，请立即寻找专业医生的帮助，如寻找专业的精神分析师，或接受适当的抗抑郁药物治疗。

2. 学会倾诉

俗话说，同病相怜。试着去找寻你在产前学校里的一些同学，或隔壁的年轻母亲，彼此倾诉关于初为人母的酸甜苦辣。你所在的医院也许有关于向新妈妈提供帮助的机构和团体的信息，或者干脆你自己去寻找这样的机构和团体并加入其中，你将发现还有很多人也正在寻找同样的倾诉伙伴。

3. 打扮好自己

趁有人照看孩子之际，放松地洗一个热水澡，梳洗打扮一下。尽管孕妇装还能穿，但坚决地不穿它。只为自己去逛街，给产后的衣柜添些衣服。在一个心情特别不好的日子，穿上自己最喜欢的衣服，化化妆，打扮得漂漂亮亮，给自己打打气！

4. 多出去走走

把孩子放在轻便的可折叠的婴儿车里，绕着住处散散步，或约个朋友在附近的咖啡馆里吃顿晚餐。

5.善待自己

要保证满足自己的基本需要，吃好睡好。对患有产后抑郁症不要有任何负疚感，这并不代表你是一个不称职的母亲，或你不爱你的孩子。因为我们生活在这样的一个社会里，它不容忍一个母亲不喜欢自己的新角色，哪怕只是一小会儿。

照看婴儿时艰苦疲劳的无眠之夜无可争议地会引起情绪的消沉。为了战胜疲劳和抑郁，你必须有充足的睡眠。白天可让家人或朋友帮你照看孩子，自己好好地休息。如果找不到人，可考虑雇用钟点工，自己尽量少做事，尽量轻松。孩子睡着时。不要习惯性地去洗衣服，暂时把家务放在一边。不要忙着做一日三餐，打个电话，让人把饭菜送到家里来，或让你的爱人下班时顺路带饭回来，或让他给你做饭。

抛开大脑中一切关于工作的事情，对于不合时宜的电话你可打开电话录音，待有空时再回复。尽量多让你或你丈夫的家人帮忙带孩子，使你和你的爱人能独处一段时间。

以上五条尽量去做，不用担心，你将很快发现你的抑郁状况开始改善，很快会恢复到从前，会重新怀着喜悦的心情对新的生活充满希望。

第五节　女性特有的更年期抑郁症

李女士步入中年后变得非常脆弱，越来越多愁善感，成天动不动便哭泣。她觉得自己危机四伏，没有前途，一无是处。一次趁家人不注意，她割脉自杀，所幸被救回。体贴的丈夫百思不得其解：家庭温馨、衣食无忧，可她为什么还要自杀？

其实，李女士表现出的正是更年期抑郁症的典型症状。

妇女到了绝经期前后，由于雌激素水平的下降，常会出现一些神经性精神症状，其中以抑郁和妄想最为突出，这在医学上称为更年期抑郁症。据调查，更年期女性中抑郁症的发病率为46%，大部分的患者为轻度。更年期抑郁症的发病原因和妇女身体内分泌的变化有关，即与中枢神经系统化学信息传递物质5-羟色胺、去甲肾上腺素功能低下有关。卵巢功能的衰退也是原因之一。妇女在更年期由于雌激素水平显著下降，出现潮热、出汗、头痛、头晕、记忆力下降、工作效率下降、睡眠障碍等症状，大多数妇女性欲明显下降，而且由于阴道萎缩、润滑液减少，出现性交痛，因而惧怕性交。当然，也有少数妇女会出现性欲增强或亢进，称为"第二次蜜月"。性欲的改变有时会成为嫉妒、妄想的诱因，部分妇女会怀疑丈夫有外遇而跟踪丈夫，不允许丈夫和别的女性说话，影响丈夫的工作，造成夫妻反目成仇。加上部分妇女面临退休，难以适应从单位的工作人员转化为家庭妇女的角色，觉得自己被社会抛弃了；再加上子女也长大成人，离开家庭，所以整天郁郁寡欢，对日常生活毫无兴趣。

一、更年期抑郁症的临床表现

更年期抑郁症的临床表现可分为两个方面：

（1）生理异常。表现为头痛、头昏、心悸、胸痛、胸闷、失眠、多汗、面部阵阵潮红、四肢麻木、脚或手掌心潮热出汗、寒热兼作、食欲减退、胃肠功能紊乱、便秘、月经紊乱和性功能减退等。

（2）精神异常。早期表现为敏感、多疑、烦躁、易怒、脆弱易哭、情绪低落、注意力不集中等。随着病程延长，病情逐渐加重，开始情绪抑郁、坐卧不宁、搓手顿足、惶惶不可终日、有大祸临头之感。患者常常情绪低落、郁郁寡欢、焦虑不安、过分担心发生意外，以悲观消极的心情回忆往事，对比现在，忧虑将来。认为自己过去年轻有为，工作很有成就，而现在年过半百，好似"日落西山，已近黄昏"，思维迟缓、反应迟钝，从而情绪沮丧，自感精力不足、做事力不从心、对平常喜欢的事提不起兴趣，特别是易疲劳，休息后也不能缓解，常感觉大祸临头，并有搓手顿足、纠缠他人的现象。反复回忆既往不愉快的经历，当回忆过去在某些方面曾有过一些微不足道的缺点、错误时，常追悔莫及，认为自己给国家或家庭带来了无可挽回的损失，现在应受到惩罚，死有余辜。更有甚者，回忆以往一些生活琐事，如与某人发生过口角未曾道歉，这些都已"铸成大错"，无法弥补，甚而认为自己不仅无用，而且有罪；周围认识的人也都在议论自己，甚至有人要谋害自己，从而出现精神病性症状的关系妄想、被害妄想、自罪妄想。

很多患者还具有疑病妄想和虚无妄想，即对自己躯体方面过分关心，对一些细微的不适感觉很敏感，认为自己的内脏已经腐烂、骨骼断裂、血液枯竭，罹患绝症，无药可治，并为此恐惧焦虑。还有患者认为自己只剩下有形无实的躯壳，觉得周围的一切事物都变得不真实，虚无缥缈，无法捉摸。

更年期抑郁症突出的症状是焦虑紧张，面容憔悴，两眼充满恐惧和绝望；严重时患者坐卧不安，往返徘徊，搓手顿足，捶胸撞头，或痛泣悲号，喃喃自语。常有患者说"我真的没救了！怎么办呀？太难受了，还不如让我去死吧"之类的话语，惶惶不可终日。有些患者会发生自伤、自杀行为。自杀除了服毒、自缢、跳楼、跳井等方式外，还往往采取一些令人意想不到的自伤、自杀方式。

二、女性更年期抑郁症的调适

防治和调适女性更年期抑郁症，首先要做好自我调适。

（1）要有良好的心理状态。更年期是人生的必经之路，对更年期的到来要有正确的认识和思想准备，出现一些自觉症状时，只要通过检查未发现异常，就应认识到这是自身正常生理变化过程的表现，不要惊慌，也不要紧张，要保持轻松愉快的情绪。

（2）处理好家庭、社会关系。更年期妇女情绪易于激动，容易与家人发生矛盾。这就要求大家相互体谅，遇事要镇静，不要为一点小事、一句不顺耳的话而大动肝火。家庭和睦是全家人的幸福，也是预防本病的重要手段。更年期妇女不但要适应家庭，更要适应社会，对当今社会上的一些现象要有一个正确认识，不理解的要多与他人交流看法，不要闷在心里，自寻烦恼。要以乐观态度对待生活、对待社会，这对预防抑郁症十分有利。

（3）创造丰富多彩的生活。更年期妇女大多临近退休，有的已经退休或下岗在家，思想压力较大，心里总存在一种失落感。这时，要把生活安排得有节奏，适当增加业余爱好。如养鱼、养花、绘画、下棋、听音乐等，不仅可以增加生活情趣，还能保持良好的大脑功能，增进身心健康，对预防本症大有裨益。

（4）合理安排体育锻炼。体育活动可以通过促进新陈代谢增强各器官的生理机能而提高身体素质，同时也能提高心理素质以及对突发事件的适应能力。宜选择运动量小、运动节奏慢的运动，如打太极拳、练剑、慢跑、散步等，让自己在运动中获得欢乐，忘掉烦恼和不幸。

（5）正视"负性生活事件"。正确对待突发事件如丧偶、亲人离别、患病等，对更年期妇女来说甚为重要。遇事要注意保持镇静，以自身健康为霞，切不可忧心如焚、不思后果，从而诱发或加重本症。

三、为患者创造出一个良好的环境

社会和家庭也要为女性更年期抑郁症患者创造出一个良好

的环境，帮助她们走出困境。

（1）对患者要同情和理解。据很多女性更年期抑郁症患者说，自从她们出现抑郁症之后，自感心情郁郁寡欢，懒于动作和思考，但别人总认为她们有什么思想问题而对她们横加指责和埋怨。在单位，同事不理解；回到家里，家人也不同情，这最使她们痛苦。由于在得到明确诊断之前，抑郁症患者本人往往也搞不清自己究竟发生了什么事，在走投无路的情况下，不少患者走上了绝路。因此，家属切忌用看正常人的眼光去看待抑郁症患者。抑郁症患者有时心情烦躁、焦虑、易冲动，觉得任何事都不称心，显得特别难以相处，这时，作为家属更需要注意自己的态度，不要针尖对麦芒，以免加重患者的病情。

（2）要多劝慰和鼓励患者。女性更年期抑郁症患者多伴有自卑心理，对一切都感到悲观失望，对前途缺乏信心，遇事容易责怪自己。针对患者这些心理特点，家属应劝慰、引导她们从好处去想问题。一个人苦思冥想时容易钻牛角尖，抑郁性神经症的患者亦然，她们都有这样的特点：与人交谈时心情会放松些，静下来了注意力又集中到自己的病上面，病情就随之加重。所以，当患者努力完成了某件事以后，即使做得不怎么样，亲人也应该对她多鼓励、少批评。患者在治疗的过程中可能会出现一些药物副反应，此时家属不要与她一起忧心忡忡，或埋怨医生，而应该努力分散她的注意力，耐心地引导她。当患者因暂时没有出现治疗效果而丧失信心时，要帮助她树立信心。当疾病稍有好转时，更要抓住时机鼓励她继续接受治疗。抑郁症的治疗效果取决于充分的疗程与足够的剂量，很多患者在治疗中半途而废，与家属不配合有很大的关系。所以，患者急，家属不要急；患者没有信心，家属切忌垂头丧气。

（3）增加家庭的温馨气氛。寂寞的环境会使人产生抑郁情绪，因此，作为抑郁症患者的家属，要尽可能多抽些时间陪伴患者。对于病情严重的患者，不要强迫她做不愿做的事情，否则会增加她的心理负担；但对病情较轻的患者，则应鼓励她多参加些活动，例如看电视读小说或者外出旅游等。需要注意的是，患者的身心容易疲劳，因此，旅游或逛街时要"悠悠然"，切忌来去匆匆。其实，这也是在进行心理治疗。抑郁症患者对家属的外出常不放心，因此，家属下班后要早些回家，以免患者担心。有些家属不理解这些琐事的重要性，下了班照样去串门或逛舞场，直到深夜方归，按照他们的话来说，是由于在家会感到"空气沉闷"，其实，这样做是非常不妥的。

（4）要注意性生活的协调。大多数抑郁症患者在发病期性欲会减退，这是暂时的现象，在此期间不要勉强她们过性生活，否则会加重她们的自卑心理，不利于病情的恢复。而且，若患者在患病期间留下心理阴影，可能会成为以后性功能障碍的起因。性欲一般会随着病情的恢复而恢复，这是一种很自然的生物性信号，但家属常羞于对医生言明。如家属能坦然陈述患者的性生活，则有助于医生对患者病情的诊断和对恢复进展的判断。对于性欲减退，患者无须为此进行治疗。由于男女之间的性爱是表现在多个方面的，所以，患者通过温柔的语言、亲近的态度、拥抱、亲吻等同样可感受到性爱的乐趣。

更年期妇女发生抑郁症，既有自身因素，也有家庭、社会因素，这就要求家人应多关心照顾她们，社会应多重视她们。值得注意的是，更年期抑郁症一旦加重，应及时看医生，不可掉以轻心。

第六节　秋季女性抑郁症的调节

　　最近一段时间，王先生被他的妻子折腾得疲惫不堪、无所适从。脾气一向还算温和的妻子，现在变得时而暴躁易怒，时而抑郁寡欢。无奈之下，他只好带着妻子来到医院就诊，检查结果令王先生大为惊讶：原来四十岁的妻子并不像他想象的那样提前进入更年期，而是患上了秋季抑郁症。

　　秋天，秋风萧瑟，百花凋谢，草木枯黄，旷野寂静，只见"枯藤老树昏鸦"，难免使人触景生情，顿生悲凉之感。秋季正是抑郁症的高发期，这个时期的抑郁症在临床上称为"秋季抑郁症"。秋季抑郁症是指有些人一到秋季，情绪就变得易怒、抑郁，而且易疲劳、精力衰退、注意力分散等。

　　专家指出，造成秋季抑郁症的主要原因与秋季阳光照射减少有关。国外研究认为，人大脑里的松果体对阳光十分敏感，当阳光强烈时，松果体分泌出的激素少，反之，分泌出的激素多。当这种激素分泌多时，会抑制人体内能唤起细胞兴奋的甲状腺素和肾上腺素的分泌，使其在血中浓度减少，导致细胞兴奋性降低，这时人就会处于情绪抑制状态。此外，气温的下降、早晚的温差，均会使人体新陈代谢和生理机能受到抑制，使内分泌功能紊乱，导致注意力难以集中，甚至出现心慌、多梦、失眠等一系列症状，即人们通常所说的"低温抑郁症"。

　　常在室内工作的人，尤其是体质较弱或极少参加体育锻炼的脑力劳动者，以及平时对寒冷敏感者，比一般人更易患秋季抑郁症。医学研究还发现，秋季抑郁症平均起病年龄为 23 岁，女性的患病概率是男性的 4 倍。

怎样才能预防和调节秋季抑郁症呢？专家认为主要应从以下几个方面考虑：

（1）加强日照和光照。美国科学家研究发现，每天照射一定量的太阳光或明亮的人工光线，可以减少秋季抑郁症的发生。人们在工作之余，应多到空气清新、场地宽敞的室外散步、跑步、练太极拳、跳健身舞等，这些活动都能调动情绪、缓解抑郁状态。当阴雨天或早晚无阳光时，尽量打开家中或办公室中的全部照明装置，使屋内光明敞亮。人在这种光线充足的条件下活动，可调动情绪，增强兴奋性，减轻或消除抑郁感。

（2）适当服用复合维生素 B 类、谷维素等，可调节情绪。此外，咖啡、浓茶、豆类、乳类、花生、香蕉等富含苯乙胺和咖啡因的饮食有较好的提神作用，能减轻或消除抑郁心理。当阴天时，人们应增加糖类摄入，以提高血糖水平、增加活力、减轻抑郁，但糖尿病患者除外。

（3）勤奋地工作、广泛地进行社交、众多的爱好和丰富多彩的文体活动，都可以产生良好的抗抑郁效果。

第九章 老年人的抑郁症及调节

第一节 老年抑郁心理的一般常识

一、老年抑郁症

依据研究发现，世界各地老年人口的各种精神疾病中，以抑郁症盛行率为最高（16%~26%），其次才是老年痴呆症。

老年抑郁症又称"银发族抑郁症"，可以单独发生，也可以继发于各种躯体疾病，例如高血压、冠心病、糖尿病和各种癌症等。一些患者在家庭刺激下诱导起病，也有许多患者发病没有明显病因。

老年期是人生的一个特殊时期，由于生理、心理的变化，老年人对生活的适应能力减弱，任何应激状态都容易引起抑郁等心理障碍。中国香港的研究表明，60岁以上的老年人患抑郁症的发病率占5.97%，英国的一项研究结果是12%。可见患老年抑郁症的大有人在。但老年抑郁症患者有时患病多年，程度很重甚至数次自杀却没有得到有效治疗。其原因在于社会和医生对该病的识别率低。

患者的抑郁情绪多被视为"小心眼""想不开"，或者视为对不良生活事件的"正常"反应。有时，老年抑郁症患者合并焦虑情绪，经常心烦好发脾气，子女唯恐避之不及，结果又恶化了患者的情绪。老年抑郁症患者几乎无一例外地诉说各种身体不适，例如头痛、头晕、食欲降低、体重下降、胸闷、疲惫无力、尿急尿频等。所有上述单个症状都会误导医生进行大量的内科检查。

二、老年抑郁症和老年痴呆症的区别

老年人面临突然出现的重大精神刺激，在一段时间内发生情绪抑郁是正常现象，并非病态，只有出现持久的抑郁症状，并且向严重程度发展时，才能考虑到是否得了该病。另外，人到老年，会罹患老年痴呆症，而有些老年抑郁症患者，当病情发展到严重阶段时，患者的思维和动作都会受到抑制（尤其是思维抑制），此时会出现类似于老年痴呆症的临床表现。所以，对这类患者，尤其要注意鉴别"假痴呆真抑郁"情况的存在，以免贻误病情、贻误治疗、影响康复。那么，如何区别老年抑郁症和老年痴呆症呢？以下五点，可供参考：

（1）老年抑郁症起病较快，发展迅速；而老年痴呆症则起病缓慢，发展也缓慢。

（2）老年抑郁症的抑郁症状持续较久；老年痴呆症患者的情绪变化多，不稳定，变幻莫测，犹如幼童。

（3）老年抑郁症患者的智能障碍为暂时性的、部分性的，每次检查的结果均不相同；而老年痴呆症患者的智能损害是全面性的，而且呈进行性的恶化。

（4）老年抑郁症患者并无中枢神经系统的症状，脑CT检查也无阳性发现；老年痴呆症患者的情况就不是这样了，他们可有中枢神经系统的症状、体征。不少患者还有高血压、动脉硬化或者"小中风"的病史，脑CT检查可发现有不同程度的脑萎缩或者（和）脑梗塞的表现。

（5）用了抗抑郁药物后，老年抑郁症患者会病去体愈，恢复病前谈笑风生、谈吐自如的神态；而对于老年痴呆症患者来讲，抗抑郁药物就不起任何作用了。当然，有部分老年痴呆症患者，在病程的早期也可出现抑郁症状，颇像"老年抑郁症"，到了病程的中晚期，才露出老年痴呆症的"庐山真面目"，对此尤须警惕。

典型案例

周老先生今年 63 岁，每当他想到父亲是 63 岁这一年去世，而如今自己也到了这个年头时，就会不由自主地感到悲哀。其实，他的父亲是在"文化大革命"中受迫害死去的。时过境迁，三十多年的改革开放，国家、小家都在发展、进步。他现在生活美满，女儿已经长大成人。然而，这一切幸福并没使他感到愉快。家人都不理解，为什么半年来，他总是郁郁寡欢。起初，他感到自己患了绝症，原因是躯体不适，以消化道病最多见，如胃痛、便秘、腹泻、打嗝、食欲减退、失眠多梦。在多家医院做了详细检查后，他得知自己的胃肠一切正常。但他不相信这些结果，仍到处求医问药。他对自己正常的躯体功能过度注意，即使有时出现感冒等轻度疾病，也会反应过度。

而且，周老先生情绪特别易激动，好发脾气，常为一些小事与家人争吵不休，弄得家人谁也不敢惹他。他常感到自己年轻时做过许多错事，不可饶恕（其实，他一直是谨慎严肃的人）。为此，他常担心自己和家庭遭到不幸，不敢走出家门，有时坐卧不安，难以入睡。他变得越来越消沉，整天无精打采，感到孤独，不想说话，行动迟缓，表情淡漠呆滞。以往很感兴趣的事也变得索然无味，如打牌、炒股、跳舞。他感到自己老了，什么都干不了了。

近来，周老先生越来越悲观，觉得自己没用，真是生不如死。他感到父亲的在天之灵向他发出召唤。于是想触电自杀，由于开关跳闸而未遂。家人为他着急万分，时时刻刻要人守护他。但周老先生仍不断企图自杀（割脉、服药、上吊……）。家人束手无策，最后将他送入医院，医生确诊为老年抑郁症。

三、老年抑郁症的病因

（1）社会环境改变：离退休后，从繁忙工作、重大责任中解脱，变得整日无所事事。如果没有业余爱好，不参与适当的社区活动，可能日子会过得很郁闷。

（2）家庭环境改变：以前儿女成群，欢聚一堂，现在子女长大离家而去，或遇上父母去世或丧偶，感情上容易承受不了打击，抑郁成疾。

（3）角色改变：以前照顾父母、子女，现在年老体弱成了被照顾的对象，如子女忽略照顾或不孝顺，会觉得自己是多余的人而抑郁寡欢。

（4）触景生情：部分亲朋好友相继去世，想到自己在世上之日也不会很长，可能顿生抑郁之情。

（5）若上述情景加上慢性疾病缠身或者经济拮据等，抑郁更会"应运而生"。

四、老年抑郁症的临床症状

老年抑郁症的表现与青壮年有所不同，具有以下特点：

1.情感障碍

这里指的是心情不佳。这种心情不好，和因为发生了什么难办的或者不幸的事情产生的心情不好不同，明明没有任何不愉快的事情，也没有使自己心情不好的原因，却就是高兴不起来，对什么事情都没有兴趣，包括原来喜爱的事情，如孙子来了，虽然看着很可爱，却高兴不起来。有的老人还无精打采的，自觉没精神。看别人高兴时，觉得没意思。有孤独感，却又怕乱，不爱人多，不喜欢热闹场合。约有一多半的老人还会心烦意乱，坐立不安，易为小事发脾气，看什么都不顺眼；有的不爱说话，话少，声小；有的却对自己的病担心，怕好不了，逢人就说病，除了自己的病之外，没有其他话题，对其他事情都没有兴趣。对自己的病感到没有希望，甚至绝望，严重时觉得生不如死，产生轻生的念头，甚至企图自杀或想个什么办法可以无痛苦地死去，或产生自杀行为。

多数患者表情痛苦，终日愁眉不展，面容憔悴，灰暗无光，伴有焦虑不安的患者则有明显的焦急、烦躁的表情及动作。少数患者情感反应迟钝、痛苦不明显，甚至说到心情不好、想死的想法时，还苦笑。对自己的痛苦体验显示出淡漠或迟钝，也是老年抑郁症患者的特点。

2. 有明显的自卑感

认为别人看不起他、鄙视他、讨厌他，偶尔也表现得疑心重重。但是这种疑心和精神分裂症患者的疑心不同，它是原发于情绪障碍的，是由于情绪低落而产生的。

3. 焦虑症状突出

患者会坐立不安、紧张、担心、心慌，主诉多，好纠缠，碰到别人就说自己不舒服。

4. 思维障碍

脑力迟钝，思维变慢，是许多患者的体会。他们觉得思考问题很困难，所以很少主动与别人交谈，严重的患者甚至一句话都不说。当别人问话时，他们的回答缓慢、简短、声音低微。有的患者在回忆往事时，常责备自己对子女的培养没尽到责任，没有把孩子培养成出色的人才；责备自己的工作没做出成绩，对不起国家的培育等。有的患者不仅责备自己，还可能责备别人，性格多疑，认为家里人不关心自己、子女不孝顺、领导不照顾自己等，从而产生对他人的不满情绪。因此，他们一方面自责，另一方面又觉得自己成了无用的人，为免得拖累家人，不如一死了之。

由此而产生的绝望情绪，是产生自杀想法的原因之一。

5. 认知功能减退

患者自觉脑子变慢、变笨，认为自己记忆力下降，变成痴呆了。这种自觉症状，也加重了患者的悲观情绪。临床上对患者进行智力测查时，可以发现计算力、理解力、综合判断力及记忆力都有下降。测查结果从得分上看，可以表现出轻度至中度痴呆水平。但是，这种状态是短暂的，是抑郁情绪、思维活动迟钝造成的假象，一旦情绪好转，思维灵活，"痴呆"就消失了，测查结果也可以很快恢复正常。因此，这种症状被叫作抑郁性假性痴呆。

6. 意志和行为障碍

在情绪低落的基础上，产生行为障碍。抑郁症状轻时，患者表现出无自信心，工作上怕困难，积极性及主动性明显下降，不敢承担任务，办事犹豫不决，依赖性强。抑郁症状加重时，无法进行日常工作，行动变慢，不与人交往，平时多卧床少言语。严重时完全卧床，极少活动，甚至生活不能自理。

部分有焦虑症状的患者，则是坐立不安，在房间里来回踱步，搓手顿足，见人就没完没了地和人谈自己的病痛，有的痛哭流涕，有的都哭不出来，连眼泪都没有了，不听他说完不让人走开，甚至纠缠不休。

自杀行为在老年抑郁症患者中很常见，而且他们的态度很坚决，部分患者可以在下定决心自杀之后，表现出镇定自若的样子，他们会安排会见亲人等，同时寻求自杀的方法及时间。因此，常常由于这种假象，而使亲人疏于防范，很容易使自杀成为无可挽回的事实。

7. 躯体症状

许多老年抑郁症患者，对情绪低落的体验不明显，或者认为自己是由于身体不好才引起心情不好的，从而不把心情不好当成病，不重视。

老年抑郁症主要的躯体症状有以下方面：

（1）失眠。入睡困难，睡眠浅，尤其是早醒更多见。患者比以往早醒一小时以上，而且一醒过来，就心情不好，觉得这一天简直无法过，度日如年。

（2）食欲下降。什么都吃不下、不想吃，有的还有些恶心，由于进食少而引起体重下降的也不少，严重的，在一个月之内，体重可下降 5 公斤左右，也可能有腹胀、便秘等症状。全身疲乏无力的症状很普遍，心慌、心悸、胸闷等症状也较常见。患者常对这些症状十分重视，到处看病，认为得了重病而焦虑不安。这种以躯体症状为主要表现，而不把心情抑郁当成一回事的老年抑郁症患者，常常到内科、神经科去看病，常常进行各种检查，都无法确诊，被称为"隐匿性抑郁症"，也是老年抑郁症的一个类型。

五、老年抑郁症的治疗

若你明显发现家中的老人开始变得精神越来越不好，不常笑，严重健忘，或者经常失眠，却以为是"年纪的关系"或者"痴呆的缘故"而置之不理的话，是相当危险的。不仅很可能会因此延误就医，更可能会因一时疏忽而造成终生的遗憾。所以，请务必考虑抑郁症的可能，尽早请教专业医生。

老年抑郁症的治疗可以采用药物治疗、心理治疗等方法。老年人使用抗抑郁药物时，因药物吸收及排泄之故，最好是从少量开始，可选择副作用少、药性缓的药种，避免因副作用而中断服药。其他相关注意事项，请务必请教专业医生。

对于老年抑郁症，除了应及时到医院就诊外，有轻微抑郁症的老年人还应放宽心态，积极调整自己的人生观，以乐观的态度面对"锦绣夕阳"。还应多多参与一些有益健康的健身活动，最好是一些集体活动，在参与中感受人生的乐趣。

六、老年抑郁症的调节

张老太太老两口退休后生活安定，儿女都已成家立业。但近来张老太太总是心烦胸闷，睡不好觉，老是担心已出国的小女儿在国外不适应。此外，还觉得头疼、疲乏无力、记忆力下降，连晨练也缺乏兴趣了，以前爱看看电视、打打麻将，现在是电视也不看了，牌也不打了，觉得活着没什么意思。她总怀疑自己得了什么大病，到医院做了很多检查，只是诊断为"神经衰弱""神经官能症"，吃了不少药，病情还是不好。其实，张老太太得的是老年抑郁症。

目前，像张老太太这样的患者，在发展中国家呈上升趋势。老年人由于生理功能下降，心理承受能力和社会适应能力降低，而成为抑郁症的高发人群。下面我们重点介绍一下有关老年抑郁症的预防和调适方法。

第一，多尊重老人的意见。无法独立自主是老年人的一个特殊问题，尤其是当他们身体不佳不得不依赖于他人的时候，在这种情况下，尽可能恢复他们的独立自主性，可能是帮助他们防止抑郁的最佳办法。

第二，合理地宣泄不良情绪。人生在世，总会有各种各样的不良因素对人造成一定的心理压力，诸如儿女婚姻不幸、家庭不睦等，都可能成为人的压力源。当精神压力变成忧虑的时候，人就有了"超压"之感。这时，切忌把不良情绪埋于心底，必须采取合理的方式将情绪宣泄出来。此时，应广泛与亲朋好友沟通交流，说出自己的痛苦，寻求他们的帮助。同时应胸怀坦荡、真诚坦率、豁达大度、宽仁博爱，使自己有个好心境。

第三，丰富自己的生活，积极地进行情绪调节。当一个人有了广泛的兴趣、爱好和多彩的生活时，就拥有了许多转移不良情绪的途径，如郊游、爬山、游泳。投入自己的爱好中，就会暂时忘却尘世的烦恼。

第四，亲朋好友的指导帮助，是不良情绪的外部抑制力量。对老年患者，亲人们应抱着亲切和同情的态度，鼓励患者说出内心的郁闷，使其在亲人们的指导帮助下尽快适应环境，并取得社会的支持，为疾病治疗创造良好的氛围。

第五，多晒太阳，用阳光驱散抑郁的愁云。季节性的抑郁症患者，阳光对其具有独特的疗效。

追求爱、奉献爱、珍惜爱、享受爱吧，爱的阳光，会使抑郁的病魔远离人间。

第二节　"空巢"老人最容易患抑郁症

7月的一天，上海某弄堂一位老人从六楼跳下，摔成重伤。据了解，这位老人独自一人生活，老伴几年前去世，唯一的儿子在北京工作，因为工作的原因并不经常回来。老人平时很孤独，经常一个人坐在楼下的小花园里，看着来来往往的人群，一坐就是好几个小时，一句话也不说。邻居都说老人很可怜、很孤独，可能是因抑郁想不开而跳楼的吧。

目前，我国已成为世界上人口老龄化速度最快的国家之一，老年人口数量将长期位居世界首位。"空巢"老人数量不断攀升，原因有三：一是住房条件改善，许多老年人喜欢独居；二是计划生育使家庭结构小型化；三是许多年轻人外出打工、经商等，有的家庭搬迁，留下"空巢"老人。

"空巢"老人数量不断攀升的同时引发了许多社会问题。

大部分"空巢"老人都逃不开"出门一把锁,进门一盏灯"的寂寥状态,孤独感、疾病缠身、生活起居无人照料成了困扰他们的三大难题。

"空巢"老人普遍有一种孤独感,但这种孤独感里又增添了思念、自怜和无助等复杂的情感体验。这些老人大都心情抑郁,惆怅孤寂,行为退缩。他们中许多人深居简出,很少与他人交往。究其原因,一是不适应离退休后的生活变化,从工作岗位上退下来后感到冷清、寂寞;二是对子女情感依赖性强,有"养儿防老"的传统思想,可进入老年正需要儿女做依靠的时候,儿女却不在身边,不由得心头涌起孤苦伶仃、自卑、自怜等消极情感;三是心境抑郁,行为退缩,这些老人可能由于本身性格方面的缺陷,对生活兴趣索然,缺乏独立自主、重新设计晚年美好生活的信心和勇气。

"找点时间,找点空闲,领着孩子,常回家看看……"这首歌唱出了老人们的心声。专家强调,子女要经常回家看看,"空巢"老人更注重的是精神赡养。子女要了解"空巢"老人容易产生消极情绪,因此应经常与父母通过电话进行感情和思想的交流。

"空巢"老人容易寂寞、孤独,产生诸如情绪不稳、焦躁不安、孤僻、抑郁等心理问题,严重的甚至会导致心理危机。因此,老年人要学会自我调节,如出现心慌、焦躁时可静坐下来,听听音乐、做做深呼吸等;情绪起伏不定时,应加强自控力,保持内心的宁静。如果出现心理问题,自己无法调节时,应及时向心理咨询门诊进行咨询,重获健康心情。老年人应学会关爱自己,培养兴趣爱好,丰富生活,广交朋友,经常串串门、聊聊天,畅谈保健长寿心得,倾诉内心的压抑与不快,这样有利于放松身心。身体较好的老人应积极投身到社会中去,发挥余热,老有所为,这也是充实心灵、克服空虚的较好途径。作为子女也应该多关心体贴老人，常回家看看，平时一声问候、一个电话、一封电邮都能温暖老人孤独的心。

第三节 "离退休抑郁症"的正确调节

黄先生原是厦门某单位的老总，为人正直，工作有能力，而且非常敬业。工作几十年，他几乎每天都是早出晚归，连女儿出嫁这样的大事都是由妻子一人操办的。黄先生退休后的起初几天感到特别惬意，因为他自从走上领导岗位后，就没有过过这样轻松的日子。但黄先生这样的好心情保持了不到一周，就迅速被另一种恶劣心境给淹没了——孤独、寂寞、失落、伤感像约好了似的，一起向他袭来。"我真的老了吗？我今后真的就要这样饱食终日吗？"黄先生经常在心里一遍遍地向自己提出这样的问题。他开始变得郁郁寡欢，记忆力也大不如前，有几次甚至忘了自己已经退休，拿着公文包准备去上班。又过了没多久，黄先生开始出现胸闷、心悸等症状，而且整个人特别烦躁，看什么都觉得不顺眼，动不动就会对家人发脾气。

黄先生的妻子抱怨黄先生"有病"，黄先生的女儿也觉得父亲有点不对劲，以前一贯以理服人的老爸现在经常说话抬杠，像变了一个人。开始时，黄先生以为自己的心脏有问题，谁知看了多家大医院，治疗了好一段时间都没有什么起色。在朋友的介绍下，黄先生找到了心理医生。经过检查，心理医生觉得黄先生患的并非心脏病，而是"心病"——老年"退休抑郁症"。

离退休是人生历程中的重大转折之一，从正式离退休那天开始，老年人的社会角色就发生了变化，从繁忙紧张的工作第一线退下来，生活节奏、工作节奏都突然变得松弛缓慢起来，本来天天见面的朋友、同事突然疏远不见了，本来天天经过的街道马路也不常经过了，一种极度悠闲沉寂、无所适从的情绪和难以排解的孤独感会强烈地冲击每一个从生活的前台退居后台的老年人，使他们感到难以适应。

这实际上是一个老年人社会角色类型转变的适应问题。这种角色的转换，可归纳为以下几种表现：

①从肩负社会公职的角色类型向不负社会公职的社会角色类型转换。

②从紧张、固定、繁忙、有规律的工作（劳动）的竞争型向自由、消闲的休息型过渡。

③从交往范围宽、活动频率较高的动态型向交往圈子狭窄、活动减少的静态型的转变。

④对于一部分原先是领导干部的老人来说，由权威型的社会角色变成了"无足轻重"的小人物。

总的来说，离退休以后的角色转换，是一种衰退型的转换，它不像壮年以前各时期（幼年—青年—壮年）的角色转换，那是一种发展型的转换，比较容易适应。如果不能顺利地实现这一角色转换，就会出现一些不健康的心理障碍，譬如孤独、寂寞、狭隘多疑、抑郁烦躁等。有的老人不能正确对待衰老的现实，在一人独处的时候常常胡思乱想、情绪紧张、心情抑郁，结果在身体的"下坡路"上走得更快。

为了防止离退休抑郁症的发生，应该从以下三个方面着手：

1.提前做好"角色"转换的思想准备

离退休前，要有充分的思想准备，并且逐步做好"角色"转换的准备工作，少考虑些职业活动，多考虑些离退休后的生活。同时，还可以多向亲朋好友做些咨询，为离退休后的生活做好各种准备。

2. 学会自我心理保护

提高适应能力，学会自我心理保护，应注意以下几点：

（1）离退休后，离退休老人如果体格壮健、精力旺盛又有一技之长，可以做一些力所能及的工作。

（2）要培养起多方面的生活情趣。写字作画，可以陶冶情操，集中注意力，利于忘却孤独寂寞。种花养鸟，须投入时间与精力，花要肥，鸟要食，须去购买、去置备；种花养鸟有一套技术和方法，钻进去，很要一番忙碌；花香宜人，鸟鸣解闷，可以帮助老年人摆脱烦恼，驱除孤寂。其他如参加集体文娱活动、跳舞、打太极拳、下棋、打球等，都能使老年人在群体内交流思想情感，消除孤独感。

（3）多用脑，脑子越用越灵，可以多看一些书报杂志，以及自己感兴趣的读物。

（4）不要对什么都期望过高，期望越高越容易失望，期望不怎么高倒容易感到满足。心胸要开阔，想象要实际。

（5）凡事要想得开，善于学会自我精神解脱。

（6）依靠伴侣、亲人、朋友取得安慰和精神上的支持力量。

3. 提倡敬老爱老的高尚的社会风气

家庭其他成员一定要敬老爱老，正确对待老人的离退休问题：

（1）妥善安排好老人的生活，尽量减少和避免精神刺激。

（2）鼓励和支持老人参加文体活动、园艺活动和社交活动，以防止和分散老人的孤独感。

（3）及时为老人检查身体，预防和治疗身体疾病。

（4）家中发生了不愉快的事，如经济困难、儿女婚姻不幸、事业上不得志、孩子未能考取好学校、家中人患了重病等，应适当瞒着老人，一旦老人了解了真情，还应积极开导，以防止悲观和绝望心理的产生。

（5）要注意搞好婆媳、公媳的关系。

（6）老人丧偶或离异后，要支持老人另找伴侣。因为失去伴侣，会造成一系列身心失调和疾病。在这方面，儿女们是无法弥补的。要纠正老年人找对象是家丑的世俗偏见。

第四节　中风后抑郁症的调节

老王，68岁，两年前突发脑血栓，住院治疗后好转，能正常生活并能进行一般户外活动。但不久前开始兴趣下降、情绪低落、不愿见人，而且情况越来越重，常感叹生活没有意思，几次想自杀，经过多家医院诊治，都无明显效果。家人抱怨他没病找事，使他更加灰心丧气，身体状态每况愈下。后来，一个偶然的机会接受了心理咨询，确诊他患有中风后抑郁症，经过一个月的抗抑郁药物治疗，收到了意想不到的效果。随访半年，生活质量明显提高。

中风又称急性脑血管病，包括脑出血、脑血栓形成等，是一组严重威胁患者生命、影响患者生活质量的疾病。其致残率居于众病之首，无怪乎人们说："人之百病莫大于中风！"中风除了因偏瘫、语言障碍而对身体造成危害外，近年来又发现许多恢复期的患者出现种种情绪低落的表现，且久治不愈，使患者的生活质量明显下降，个别人甚至自杀。

抑郁是一种情绪障碍，单纯有抑郁症时往往能够及时地确诊和治疗，但在以中风为背景时，情况就大不相同了，容易发生漏诊，而这既加重了患者的痛苦，又增加了患者的开支。综合分析漏诊的原因有以下几点：

（1）单一诊断原则。有的医生习惯于给患者单一诊断，以为脑血管病诊断已成立，便忽略了抑郁症的问题，或者把抑郁症当作脑血管性痴呆治疗。

（2）患脑血管病后症状过多，分散了接诊医生的注意力，而只重视躯体症状的治疗和寻找病因。

（3）对抑郁症认识不足，重视不够，没有及时应用抑郁检查量表做鉴别。

鉴于以上原因，凡中风以后情绪低落为主要特征，持续至少两周，且伴有以下症状中的四项者，应及时做抑郁量表检查，以便及时确诊：

①对日常生活丧失兴趣，无愉快感；

②精力明显减退，无原因的持续疲乏感；

③精神运动性迟滞或激越；

④自我评价过低，或自责，或有内疚感；

⑤联想困难，自觉思考能力显著下降；

⑥反复出现想死念头或自杀行为；

⑦失眠、早醒或睡眠过多；

⑧食欲不振或体重明显减轻。

中风后抑郁症会对患者的生理和社会功能产生不良影响，因此，一旦发现，就应及时采取针对性治疗。要从两方面着手：心理及社会综合治疗：理解、支持并关心患者，帮助其克服情绪问题，可以使大多数患者更好地配合医生的治疗。药物治疗：一是要根据目前患者的情况应用治疗中风的药物，二是应用抗抑郁药物。

第十章 其他抑郁心理及其调节

第一节 星期天抑郁症

　　阿明和丈夫结婚已经三年，丈夫在北京的一家公司任中层领导，两年前，他的公司从业务上考虑决定，每隔半年他就要到外地的分公司工作半年。刚开始分开的半年，阿明有一种自由和快乐的感觉，家里一个人，少了很多家事做，少了陪丈夫出去应酬所占的时间，每到周末，她就和朋友们出去玩。这种日子过了两个月。有一个周末，她那些关系好的朋友像约好了一样，都有各自的事情，她只好一个人在家。和丈夫打了两个小时长途电话后，她开始干什么也没有兴趣，睡觉睡不着，看书、看影碟都看不下去，心里像长了草一样烦躁不安。出去走了一圈，又觉得无聊，转身回家上网聊天，说不了两句，又在网上和别人吵了起来。她觉得这有点不像自己，平时上班的时候，她是多么希望周末赶快来，可现在她害怕周末。只要到周末，她就想出去，不愿意在家里待着，宁可跑到空无一人的办公室看着密密麻麻的办公桌。

　　夫妻长期两地分居的人可能常常有这样的体会：莫名其妙的抑郁情绪，常常会伴随星期天等节假日闯入自己的生活，使自己感到孤独烦躁、心神不宁。心理学家称这种现象为"星期天抑郁症"。

　　"星期天抑郁症"既是心理疾病也是社会病，最重要的是个人无法解决星期天"想要做什么和应该做什么"这一心理冲突。夫妻长期两地生活是抑郁症产生的直接原因。如出国人员、外地打工族、异地做生意者，一到星期天、节假日看到周围的人家人团聚、共享天伦之乐，焦躁情绪会尤为突出，往往产生敌对心理。类似现象在一些特殊职业中也时有发生，如海员、地质勘探人员、钻井工人、警察等，因工作性质不同，星期天、节假日休息无规律，夫妻双方时常不能在一起，再加上工作环境不尽如人意，心中不满无处发泄，最后形成心理重压。

　　"星期天抑郁症"严重地妨碍了人的智能、体能的发挥，也是多种疾病的根源，要想较好地解决，在星期天、节假日可参照以下方法去做：

　　①早起，写封信或打个电话给远方的伴侣；

　　②发展一些有益身心的个人爱好；

　　③外出旅游或参加一些社交活动；

　　④和亲朋挚友谈谈心；

　　⑤做一些力所能及的家务。

第二节　双面人的"微笑抑郁症"

　　张老师在长沙市第七中学教书，24岁的女儿白雪在某房地产公司担任营销主管。目前，张老师说，女儿下班后无论和谁相处，都像是"人家欠着她几百万似的"，对人不理不睬，冷淡异常。但是女儿在公司个性温柔活泼，脸上时时挂着灿烂的笑容，口碑极好。女儿在公司和在家里仿佛是两个人。

　　据专家介绍，像白雪这样的"双面佳人"可能正是"微笑抑郁症"的患者。这类抑郁症患者内心深处感到非常压抑与忧愁，外表却若无其事、面带微笑，医学上称之为"微笑抑郁症"。

　　抑郁症是一种常见的心理障碍，这已成为社会的共识。在人们的印象中，抑郁症总是和"垂头丧气""无精打采""兴味索然""思维迟钝""行为退缩""满面愁容""情绪低落"等词汇联系在一起。"抑郁"和"微笑"似乎风马牛不相及，很难想象它们之间有什么内在的联系。那么，微笑就不会抑郁吗？回答是"不"或"不一定"。

　　抑郁症表现形式多种多样，前面所述是抑郁症较为典型也较为常见的表现。但有少数抑郁症患者尽管内心深处感到极度的痛苦和压抑，却依旧面带"微笑"。这种"微笑"不是发自内心深处的真实感受，而是出于"工作的需要""面子的需要""礼节的需要""尊严和责任的需要""个人前途的需要"。微笑性抑郁常见于那些学历较高、有相当身份地位的事业有成之士，特别是高级管理和行政工作人员。

　　另一种情况是有自杀企图的重症抑郁患者为了实现其自杀的目的，有意识地掩盖自己的痛苦体验而强作欢颜，以此逃避医务人员和亲友的注意。重症抑郁患者情绪突然"好转"、心情"豁然开朗"可能是一个危险的征兆，应高度防范其自杀。

　　这些"微笑"的患者，"微笑"过后是更深刻的孤独和寂寞。他们的行为具有表演性质，与他们的情感体验缺乏内在的一致性，而难以表现其"真我"的一面。因此，他们不仅活得痛苦而且活得很累。他们的亲友和医生应给他们创造必要的条件，还其"真我"，释放压抑的情绪。另外，要督促患者多参加文体活动、短期参观、旅游等；让他们多接触人、多谈天，把心境敞开，多关心外界事物，这样更利于抑郁症的康复。同时，应劝他们积极进行药物治疗和心理治疗，让他们的微笑真正发自内心深处。

第三节　失恋也可能带来抑郁

小李狂热地爱上了女同事小张，两人感情很好。但在相处一段时间后，由于双方家长反对，同时，小张觉得两人在性格上有些不合，于是提出分手，终止了两人的关系。在这之后，小李出现了情绪低落、失眠、烦躁、注意力不集中、记忆力下降等精神症状，朋友和父母劝说后也不能使其缓解。

小李在绝望中来到心理门诊，通过心理测试发现小李出现了抑郁情绪。在进行心理安抚和抗抑郁治疗以后，小李的抑郁症状逐渐消除，恢复了正常的生活和工作。

失恋中抑郁情绪的表现有：内心非常痛苦，情绪低落、经常哭泣、头脑混乱、失眠、烦躁、注意力不集中，日夜思念恋爱对象，并且对学习、工作没兴趣，对前途失去信心，自信心下降，别人劝说也不能缓解；对未来的生活也缺乏信心，内心产生极大的挫折感，不能控制自己的行为，反复回想和恋人之间的矛盾，临床特征主要为焦虑、抑郁症状。

一、哪些人失恋后易抑郁

以下几类人在失恋后容易出现抑郁情绪：性格比较内向；生活在单亲家庭中的人；家庭教育中父母教育过分严厉，又不注意和自己沟通的人；被父母过分溺爱的人；一味埋头读书，交往范围比较窄的人；童年曾经遭受过性虐待或性侵犯，即有过性心理方面创伤的人。

二、如何预防和调节失恋后出现抑郁情绪

首先，要树立正确的恋爱观。恋爱是在人的生理和心理具备一定成熟度时才能有的感情，而且是双向的情感活动，单方的努力是很难使恋爱关系继续的，而无法发展的情感不如及早放弃。在人的一生中，每个人不知要放弃多少自己无法获得的东西，懂得放弃是心理成熟的表现。

其次，要明白"退一步海阔天空"的道理。现实生活里，优秀的同龄异性有的是，未来的生活道路还很长，要寻找自己所爱的人机会是很多的。古人说得好："莫愁前路无知己，天下谁人不识君。"任何一个人失恋了，并不意味着感情生活从此结束，而是新的感情生活的开始。天空依然湛蓝，世界同样美好。只要有一个好的心态，在未来的生活中机会有的是。

另外，多参加集体活动，让自己时刻有朋友相伴，这样会使自己随时都有好心情。事实证明，友谊是陶冶情操、塑造良好人格的催化剂，是抚慰心灵、疗治伤痕的"创可贴"。

每个人生活中随时都在失去一些东西，无论是物质的，还是精神的。对此，我们要有足够的心理准备。

第四节　摆脱"下岗抑郁症"

虹是某外贸公司的翻译，年轻靓丽，一口流利的俄语，深得上司及客户的好评。虹也非常喜欢这份工作，不仅舒适高雅，又有丰厚的薪水，因此，她在工作中如鱼得水，轻松而惬意。

天有不测风云，一向令人羡慕的外贸公司居然变得无力经

营，虹也因此而下岗。下岗后的虹悲伤、愤懑，最初几天整日发脾气，看什么都不顺眼，甚至乱摔家里的东西，以后则郁郁寡欢。她把一切都看成是灰暗的，对什么都不感兴趣，她感到生活非常寂寞、孤独和无趣。虽然丈夫的收入足以使她衣食无忧，但工作权利的失去、社会地位的丧失、脱离集体的孤独感及在家无所事事、精神无所寄托的空虚感等等，使她精神甚为压抑。

丈夫劝她去找份工作散散心，虹就大声喊叫："我能干什么，我会干什么？"虹觉得自己很无能，很没有用。无论丈夫怎么劝她，她都听不进去，终日沉浸在下岗的痛苦中不能自拔。她觉得丈夫劝她去工作是嫌弃她不能挣钱，得让他养活了，因此又和丈夫闹起了矛盾。虹常常感到胸闷、头晕、没食欲、全身乏力，而且入睡困难，即使睡着了也会噩梦不断，半夜惊醒。虹去了医院，中医、西医治疗了近两个月，仍无好转。在朋友的建议下，虹接受了心理治疗。

虹是典型的下岗抑郁症。她不能接受下岗这一现实，把自己的苦恼及困难归于外在环境，而不能深入地了解自己、反省自己。

拥有一份满意的工作，是人们所向往的。即使拥有一份不满意的工作，对某些人来说也是一种幸事，因为工作是必需的。人为什么要工作？有些人认为工作是为了挣钱，养家糊口；另一些人则认为工作不仅是为了挣钱，更是个人价值感的体现，工作使他们得以实现自我。如果失去了工作，面临的不仅是经济危机，更重要的是心理上的失衡、个人价值感的丧失、自尊心的损伤。这些都会使人产生比经济危机还重的精神压力。因此，工作与我们的心理健康密切相关。

在我国的经济改革中，有许多人下岗了。多少年来吃大锅饭、拥有铁饭碗，稳定安全的固有模式被打破了。一些人无法接受这一现实，下岗后处于沮丧、焦虑、紧张、抑郁的心理状态之中，久而久之，便出现了心理问题，最典型的便是产生抑郁症。上面的虹的故事就是这样的例子。

既然下岗已经是既成事实，已经无法改变，我们就应该平静地接受，调节和控制好自己的心理与情绪。

首先，正视挫折。"人生逆境十之八九，顺境十之一二"，人们在生活的道路上，随时都会遇到难以克服的困难。通过分析，要认识到：人总少不了挫折，想事事称心、一切顺利是不符合现实的，挫折也可以磨炼人的意志。因此，从某种意义上说，下岗并不是坏事，关键在于如何对待下岗。

其次，增强自信心。下岗并不意味着自己的无能和人生的失败，不等于丧失了自我尊严和自身的生存价值。对当事人来说，更重要的是对引起自己下岗的原因做客观具体的分析：有的是因为单位不景气，有的是因为平时工作表现欠佳，有的是缺乏危机感而忽视了自己专业技术能力的培养，还有的可能是上级看人出现了偏差等。但不论是何种原因，都没必要全部归咎于自己，更无须把自己贬得一文不值。下岗可能说明你的能力不适合目前的岗位，但绝不说明你的生活从此将一片灰暗。下岗者与其把精力花在自责或抑郁上，不如重新评估自己，增强自信心，培养生存技能并寻找新的发展机会。有句话说得好："一扇门关闭了，必有另一扇门打开。"因此，当你被裁下岗时，拥有"东方不亮西方亮""树挪死，人挪活"的乐观与豁达，对你来说是不可缺少的。

最后，降低就业标准，争取再上岗。充分认识到自己的长处和不足，了解现在市场经济的严峻形势，摒弃"等、靠、要"的旧观念，消除行业有贵贱之分的旧思想，拓宽就业眼界，走自强、自立、全方位的就业之路。

另外，社会和企业也要多关心下岗职工，加快就业服务信息的建设，为下岗职工求职、创业提供及时、便利、周到的服务。整个社会张开温暖的怀抱，下岗职工的生活就能再一次充满阳光。

第五节　"落榜抑郁症"的预防

接到高考成绩单，小王同学神色黯然。他在此次高考中考砸了，感到沮丧之极、心灰意冷。加上遭到父母的训斥，小王渐渐地不愿与人交往，终日把自己锁在家中。往日爱说爱笑的他慢慢变得沉默寡言，吃不下东西，晚上整夜失眠，眼见着日益消瘦。

小王的父母看到他被折磨成这样，整天什么事也不想做，既心痛，又后悔当初不该严厉地责备孩子。他们想尽各种办法开导小王，但一连两个星期过去了，效果甚微，小王的情绪变得越来越不稳定。经父母再三劝说他才和父母去了医院的心理门诊。经医生仔细检查，小王被确诊为抑郁症。

高考落榜后，有的孩子会产生种种不愉快的情绪，甚至想结束年轻的生命。消除落榜后的消极心理，除了家长、老师的热情关怀外，最主要的还是考生自己学会心理调节，走出落榜后的心理困境。

一、孩子的自我心理调节

（1）学会心理宣泄。把高考落榜的痛苦与忧伤压抑在心底，只会使自己在很长一段时间内受消极情绪的影响。你不妨试着向父母、长辈、知心朋友倾诉，甚至可以当着他们的面痛哭一场，以此来减轻内心的痛苦。你也可以独自躲到一个僻静无人的地方自言自语，把忧伤说走；或提笔写信给远方的旧友，把烦恼随信寄走。

（2）进行心理补偿。在高考落榜的逆境中，落榜者要善于看到有利因素，保持乐观的生活态度。在挫折面前，可以用自我暗示来减轻心理压力、调节情绪。例如，面对别人的嘲讽可以对自己说：失败是成功之母，不经历困苦就不会有辉煌的成就。

（3）充实自己的生活。经历落榜的打击后，失败的沮丧、无助和孤独感会使人不愿接触外界，从而"闭门思过"，终日苦闷不堪。此时，不妨主动增加生活情趣，如找个工作、做些家务或发展个人爱好，使自己从情绪消沉的低谷中走出来，让青春焕发活力。

（4）总结经验，再图发展。情绪稍稍稳定之后，以书面的形式列出自己的特长、兴趣、爱好、可能存在的潜力以及家庭条件、可能拥有的社会资源，然后选择和确定自己今后发展的方向和具体途径。

（5）求助心理医生。有的落榜生性格偏于内向，榜上无名所致的心理危机往往难以自行解脱，这时不妨求助心理医生，进行心理和行为治疗，必要时选用药物治疗。

二、家长的帮助

如果自己的孩子榜上无名，家长应给予正确的心理疏导，引导他走出落榜的情绪低谷。

（1）家长要摒弃"只有上大学才能成才"的想法，帮助孩子树立"一颗红心，两手准备""榜上无名，脚下有路""天生我材必有用"的观念，这有助于孩子在高考落榜后保持积极向上的心态。

（2）父母及亲属要创造一个良好的家庭氛围。高考落榜，孩子会有强烈的心理挫折感，情绪会变得非常低落，而良好的家庭气氛可以帮助孩子顺利度过情绪低落期。

（3）要帮助孩子正确分析失败的原因。有的父母明知孩子学习能力差、基础薄弱，非强迫他"不达目的誓不罢休"，结果导致孩子一次次地落榜，自信心严重受挫。还有的父母挖苦、讽刺孩子。在这种情形下，孩子极易走向堕落或产生轻生念头。

第六节　媒体工作者易患抑郁症

最近数年来，随着各种媒体雨后春笋般地出现，一种新的族群人口也在大幅度增长——"媒体记者"。在平面文字、电视及广播媒体激烈的竞争下，不仅要求采访品质的提升，也要求时效性，于是抢独家、抢现场的重大责任就自然地落在这些第一线的记者身上——不分白天与夜晚。媒体工作者们要注意是否压力超载，小心别让工作压垮！

基本上，采访工作有一些压力性的特质是无可避免的，所以自己更应对此了解和适应：

（1）时间上的紧迫性：刻不容缓再加上竞争性，这是采访工作的本质，但是换个角度来看，它正是"压力"的标准定义。

（2）接触较多的现场情境：媒体工作者绝对比一般人更有"机会"面临危机或者面对意外现场。举例来说，空难事件或者地震灾区的画面，他们是亲临现场目睹而非一般群众是间接获知，这些现场情境其实容易引起采访者出现"创伤症候群"或者"梦魇"等后遗症。

（3）生理时钟的失序：半夜被叫起，清晨又得开会，若是有"幸运"大新闻，三四个晚上不能回家上床睡觉是常有的事情。站在健康的角度来看，如此的生活方式绝对是"不健康"的。

（4）新闻采访的社会压力：媒体有自己的社会责任和力量，相信这个担子媒体工作者都感受得到，于是该不该采访、如何去报道都是一种压力。临床上，其实也碰到过许多媒体工作者出现的压力症候群，但是令人深忧的是，大部分的媒体工作者都是隐忍而无暇处理，故借此提醒媒体工作者若有以下的不适就要留意：

①睡眠障碍：包括失眠、多梦、易醒、睡眠时数不足等，比例相当高。

②情绪障碍：抑郁、焦虑、无法集中精神，甚至倦怠等。

③身心症候群：头痛、拉肚子或者便秘、肩脊僵痛等。

媒体工作者的工作压力非常大，若压力超过身心的极限，别忽视它。社会期待的是最棒的媒体工作人员带给大家最好的资讯，若压力压垮了你们，大家就没有福气得到这些了，不是吗？工作之余，别忘了保重自己。

第七节　家庭暴力引发抑郁

张小姐又来就诊了，她大腿内侧以及散布在身上各处的紫的青的伤痕，加上脸颊上的抓痕，怎么看都不像是意外受的伤害。她无奈又畏缩地看了身边的男子一眼，一再小声地强调真的是自己骑车不小心跌倒摔伤的。值班的医生叹了一口气，仔细检视与处理之后，开了一些治疗的药品。其实，上次头上的肿包和眼睛旁边的"黑圈",张小姐也说是自己不小心跌倒造成的。

家庭暴力的受害者,以女性占绝大多数,男性只约占5%以下的比率。因此,就医的患者之中,其伤口往往显露了遭受暴力的事实。由于这类受暴者通常已有很长一段时间受暴,有些甚至连孩子也在受暴的范围之内,因此精神上的伤害往往不亚于身上所受到的伤害。

家庭暴力的受害者,常常有以下后遗症:

①失眠、不易安然入睡、梦魇、半夜觉醒。

②焦虑、紧绷情绪、莫名恐慌发作、心悸。

③压抑、偶尔易怒、哭泣、情绪抑郁,对未来无助、无望,无自我价值感。

④转化为许多非典型的身心症状,如头痛、手脚发麻、疲累等。

⑤对特定议题反应过度,如暴力场面、血腥故事、人生价值等,呈现较特异的价值观念。

如果这些现象造成患者的痛苦,自己又无法控制不安的情绪,则不妨到精神科诊治。此时,医生会先评估,患者是否因此造成身心方面的问题,例如抑郁症、长期受虐造成的创伤后压力症候群等,看看是否需要心理辅导或者药物治疗。

受暴者所受到的身心伤害,根据医生的评估,可据以向法院提出离婚申请。但是临床上却发现,申请离婚的仍是少数,大多数患者不愿意"家丑外扬"。

这些受到家庭暴力的人,多是内向、压抑的,不善表达自己的情绪,比较依赖,对丈夫有绝望及无助感,受暴时也一般不敢还手。患者并非因此种人格特质而容易受到家庭暴力,不过,较为独立的人可能比较懂得如何保护自己,寻找支持来摆脱长期受到伤害的状况。

　　家庭暴力的受害者，往往是在经历了长期的伤害再也受不了之后，才敢寻求协助，或者在"为了给孩子一个正常的家庭"的想法下，忍辱负重十几年。其实，在这种家庭中长大的孩子，其人格也会受到影响；有不少的个案就是儿子为了保护母亲而与父亲打架；也有母亲带着孩子到医院就诊，因为孩子常年不愿意和父亲说话；更有儿子虽然痛恨父亲的行为，长大后却成为另一个施暴者。

　　在这种情况下，受暴者应该勇敢地拿起法律武器来保护自己和孩子。当然，除了法律之外，其他家人也很重要，因为要让受暴者劝导自己的丈夫是很困难的，劝说只可能被打得更严重，其他家人可以从旁规劝、协助夫妻改变过于不均等的关系。另外，家人也可以尽量找出施暴者的原因，是情绪失调、冲动控制力差、酗酒，还是控制不了就打人。要找出问题，让施暴者有自我改变的动机，才能避免家庭暴力的再次发生。

第八节　过分虚荣也可能导致抑郁症

　　有些人总是很虚荣，总是在虚荣中深深陶醉。事实上，生活不可能处处让他们享受荣誉和赞美。追求荣誉而不能满足，心头就会产生受挫感、不如意感，甚至失落感、郁闷感。这种不良感受的不断累积，成为抑郁症的重要因素。

　　过分虚荣的人往往嫉妒心很强，一旦发现别人很风光，自己就有被贬低、被轻视感，甚至有压抑感和危机感。这种心灵的折磨也会成为其抑郁的因素。

　　过分虚荣的人很敏感，特别在乎别人的评价。事实上，他们不可能处处时时得到每个人的高度评价。一旦发现别人的评价不高、不好，就会胡思乱想，就会情绪不稳定，就会陷入怀疑、不满，甚至气愤之中。这些也会导致他们抑郁。

过分虚荣的人，一旦如愿，一旦胜过别人，就会过分高兴，甚至会狂喜。这种情绪的高涨是不可能持续的，有高潮就有低潮。情绪的忽起忽落往往使他们很难处于稳定状态。既然不稳定，总想高潮又难以达到，那么情绪的经常低落就成为不可避免的现实。情绪的持续低落是抑郁症的显著特征。

心理学上认为，虚荣心是自尊心的过分表现，是为了取得荣誉和引起普遍注意而表现出来的一种不正常的社会情感。在虚荣心的驱使下，有些人往往只追求面子上的好看，不顾现实的条件，最后造成危害。在强烈的虚荣心驱使下，人有时会产生可怕的动机，带来非常严重的后果。因此，虚荣心是要不得的，应当把它克服掉。

虚荣心的产生与人的需要有关。人类的需要分生理需要、安全需要、归属和爱的需要、尊重的需要和自我实现的需要。其中，尊重的需要包括对成就、力量、权威、名誉、地位、声望等方面的需要。一个人的需要应当与自己的现实情况相符合，否则就要通过不适当的手段来获得满足，在条件不具备的情况下，达到自尊心的满足。因此，有的人说虚荣心是一种歪曲了的自尊心是有一定道理的。那么，怎样保持正常的心态，克服虚荣心呢？

（1）以自尊自重克服虚荣心。做人要诚实、正直，绝不能为了一时的心理满足而不惜用人格来换取。有的少女为了满足物质的追求，牺牲自己最宝贵的贞操，是值得深思的。只有自尊与自重，才不至于在外界的干扰下失去人格。

（2）树立崇高理想。人应该追求内心的真实的美，不图虚名。很多人能在平凡的岗位上做出不平凡的成绩，就是因为有自己的理想。同时，要有自知之明，要能正确评价自己，既看到长处，又看到不足，时刻把消除现实与理想的差距作为主要的努力方向。

（3）正确对待舆论。虚荣心与自尊心是联系的，自尊心又和周围的舆论密切相关。别人的议论，他人的优越条件，都不应当是影响自己进步的外因，决定需要的是自己的努力。只有自信和自强，才能不被虚荣心所驱使，而成为一个高尚的人。

尾声　关怀身边的抑郁症患者

第一节　如何与抑郁症患者相处和生活

抑郁的痛苦不仅限于患者本人，它还会连累患者的家人和朋友。抑郁的人经常令身边的人感到沮丧，或令人疏远他们。这时候我们不要跟他们计较，要理解他们。当然，这说起来容易，做起来难。当你发现自己的亲戚或朋友从来不回你的电话，在行动上完全以自己为中心，对你和你所做的事情一点都不感兴趣，或根本不遵守诺言时，你可能会发火，但你要尽量控制自己，不断提醒自己：他（她）生病了，不能对自己的行为负责。

抑郁症患者趋向于对负面事件看得过重而对正面经历却视而不见。他们已经习惯于对他们的问题过度自责，经常感到自己没有价值，所以，他们比任何时候都需要支持型的朋友和家人。

另一方面，社会的关心和支持有助于患者的康复。所以，如果你的家人或朋友抑郁了，你要比以前更加关心他们，给他们打慰问电话，邀请他们去看电影、听音乐会、看球赛，或参加其他活动。但是，你不要对结果抱太大的希望，最好让自己的希望趋近于零，因为他们很可能对你的关心一点儿都不在乎。

另外，还要记住：你自己千万不要因此而陷入抑郁。你应该从事自己正常的活动，做自己感兴趣的事，追求自己的快乐。千万不要认为：我在这时候还笑得出来，简直是罪过。

那么，你应该怎么做才能帮助抑郁者渡过难关呢？下面是你能做的，也是应该做的事情：

①鼓励患者坚持治疗方案，包括服用医生开的处方药。疗效可能耗时数周，所以如果几周后无明显疗效，那么就劝告患者向医生询问是否应调整剂量或者寻找不同治疗方法而不是放弃治疗。

②通过细心聆听，以积极正面的激励给予患者情感支持。

③邀请患者参加曾经喜欢的活动。记住：短期内期待太多可能产生失败感。

④勿指责患者装病或者指望他（她）自动"复原"。

⑤对自杀言论要十分重视，立即带其看医生就诊。

第二节　对抑郁症患者的家庭护理

一、患者需要温馨及安全的休养环境

处于抑郁状态时，个人除无法控制自己的低落情绪之外，病情比较重时还常有不同程度的无价值感觉：得一切皆因自己不好，应该受到惩罚；认为世界上没有人喜欢他和重视他，他将无法得到别人的注意与关怀。更有严重者认为，即使是他的父母、配偶或子女都不会再爱他了，甚至连家中的宠物都不再喜欢他了。此时，如家庭成员对他疏忽或漠视，他将在病中再度遭受打击进而加重内心痛苦，极不利于治疗和康复，也给护理造成困难。所以，家庭中的每一成员都要对他较往日更加关怀和支持，让他感到大家在帮助他理解他并期望他渐渐好起来。其实，这一点是家庭护理的优越之处。因为与家人在一起免去了对医院新环境的适应过程，何况绝大多数家庭是爱护每一个成员的健康的。

在环境安全方面，家庭则较医院环境差得多。因为没有防范的设备与条件，家人也不如医护人员有护理经验，这是要引起重视的。在住院患者的护理中提到了预防自杀为护理目标，家庭护理依然要预防患者发生意外。

二、患者的治疗、护理应得以保证

暂时家居休养之患者，多处于抑郁症的急性期或是病情较重，也有初发和复发患者。家属应按医嘱督促患者按时、按量服药治疗，切不可将药交与患者而不管，也不可迁就患者拒服药物。在接到住院通知时要陪护或说服患者及时住院治疗。已治愈的患者，大多需维持一定药量以巩固疗效。对于较轻的或慢性的抑郁患者，也需在专科医院或社区门诊医生指导下服用适量的药。由于某种躯体疾病合并有抑郁的，则需坚持服用有关药物和适量抗抑郁药；因应用精神科或其他药物所致情绪抑郁的，应在有关医生指导下，调整用药种类或剂量。如在护理过程中遇到困难，应带患者在专科门诊复查或在所在社区的医护人员指导下妥善解决，如上门咨询或在医护人员入户服务时提出请教和帮助等。

催眠药物也是抑郁症患者常用的。家属可参照"住院抑郁症患者的休息和睡眠护理及概述"中的"失眠与评定睡眠状况"的内容，让患者劳逸结合，做好睡眠护理与妥善给药工作。切忌让病人大量或长期固定服用一种药物，因为这样会对患者的健康不利或产生药物依赖等不良后果。

三、帮助患者适应日常生活

要帮助患者适应正常的家庭、社会生活。患者的亲人不要怀疑自己所进行的开导和疏通究竟会产生多少影响，更不应不接受患者。应该认为患者有进步的能力与潜力，要较长期地、持续地帮助患者减轻症状，增进患者与他人之间的关系，使患者借社交与沟通实现其潜力的发展，得以重享充实、美满的人生。

家庭成员、亲友的体贴和支持，可使患者体验到他是被家庭、社会所接受的一员。保证基本生理之需要是建立家庭、社会与患者之间的正常关系的桥梁。要求患者不许蓬头垢面，不得绝食与轻生，或回避社交活动等，即以正常人标准要求患者。抑郁症患者达到这一标准，要通过个人努力和家属帮助来完成。家属最了解患者的习惯、个性和兴趣，也不难发现他的需要和困难。设法给予满足或解决，可防止其加重自卑、失望等消极心理。正常人的生活缺不了和家人、朋友的接触与沟通，也不能没有社交活动。当人抑郁时多会放弃与他人的接触，因此，家属应为患者安排这类家庭或社会生活内容，并使之成功。患者在有效沟通中能体会人间乐趣，渐渐燃起愿意与他人相处的欲望，即通过成功的经验改善其症状。值得指出的是，一段时间内，患者的改变可能很小、很慢，但就是这小小的改善，经过积累也能影响患者的情感与行为。

四、充分利用护理资源护理好患者

居家抑郁症患者的护理重心在家庭，但其护理资源不局限于家庭内的人、财、物。家属陪同患者前往专科门诊时，医生会对患者的护理内容及方法提出要求和指导；在社区门诊时也有医护人员提供咨询和帮助；入户服务的护士会检查和指点患者的家庭护理工作情况。不少专科医院会举办精神卫生知识讲座，社区会进行各种类型的健康教育活动。一些社区还将会开设工疗站、康复站或俱乐部、职业训练工厂等。家属应充分利用这些条件，选择患者适宜参与的活动，并使其积极参加。这些资源可以帮助家属提高家庭护理效果。

第三节　对抑郁症患者的医院护理

一、护理目标

①患者住院期间内不会伤害自己。

②建立和维持营养、水分、排泄、休息和睡眠等方面的适当生理功能。

③与患者建立良好的护患关系并协助患者建立良好的人际关系。

④能以言语表述出对于自我的认识及过去的成就，对未来的展望持正向观点，患者在出院前能表现自我价值感的增强。

⑤患者在出院前能主动在病房群体中与病友和工作人员相处。

⑥患者能以有效的途径解决问题，进而减轻无力感。

⑦出院前没有明显的妄想及病态的思维。

⑧患者能在不服用药物的情况下，每晚有 6~8 小时不中断的睡眠。

二、护理措施及计划

1. 预防患者采取伤害自己的行为

自杀观念与行为是抑郁症患者最严重而危险的症状，既可出现在疾病的充分发展期，也可出现在疾病的早期与好转期。他们往往事先计划周密、行动隐蔽，甚至伪装病情好转以逃避医务人员与家属的注意，并不惜采取各种手段与途径，以达到自杀的目的。因此，应采取积极治疗措施，尽可能动员患者住院治疗。

首先应与患者建立良好的治疗性人际关系，要密切观察自杀的先兆症状，如焦虑不安、失眠、沉默少语或心情豁然开朗、在出事地点徘徊、抑郁烦躁、拒餐、卧床不起等。护理人员不应让患者单独活动，可陪伴患者参加各种团体活动，如各种工疗和娱疗。在与患者的接触中，应能识别其负面动向，给予他们心理上的支持，使他们振作起来，避免意外发生。

安置患者住在护理人员易观察的大房间，设施要安全，光线要明亮，要使患者处于空气流通、整洁舒适的治疗休养环境中。墙壁以明快色彩为主，并且挂壁画及摆放适量的鲜花，以利于调动患者积极良好的情绪，焕发对生活的热爱。

严格执行整体护理管理制度，护理人员要有高度的责任感，对有消极意念的患者，要做到心中有数，重点巡视。尤其在夜间、凌晨、午睡、饭前和交接班及节假日等病房人员少的情况下，护理人员要特别注意防范。

要加强对病房设施的安全检查。严格做好药品及危险物品的保管工作，杜绝不安全因素。

发药时，应仔细检查患者口腔，严防患者藏药或蓄积后一次性吞服。

试体温时，对严重抑郁症患者应做到手不离表，严防咬吞体温表。

会客时，应反复向家属交代病情，以取得家属的帮助和配合，做好患者的疏导工作。

2.维持适当的营养、排泄、睡眠、休息活动与个人生活上

的照顾

食欲不振、便秘是抑郁症患者常出现的肠胃系统方面的问题。选择患者平常较喜欢且富含纤维的食物，陪伴患者用餐或少量多餐等都是一些可采取的护理措施。若患者因认为自己没有价值，不值得吃饭时，可让患者从事一些为别人服务的活动，如此可以协助患者接受食物。若患者坚持不吃，或体重持续减轻，则必须采取进一步的护理措施，如喂食、鼻饲、静脉输液等，以维持适当的水分及营养。若水分、活动仍无法解决便秘的问题，则需给予缓泄剂或灌肠以解除患者排便的痛苦。

患者大部分时间卧床不动、不易入睡、睡眠浅、易醒或早醒，因此，护理人员应主动陪伴和鼓励患者白天参加多次短暂的文娱活动，如打球、下棋、唱歌、跳舞等；晚上入睡前让患者喝热饮、热水泡脚或洗热水澡，并避免看过于兴奋、激动的电视节目或会客、谈病情，以此为患者创造一个舒适安静的入睡环境，确保患者睡眠。

抑郁症患者由于情绪低落、悲观厌世，毫无精力和情绪顾及自己的卫生及仪表，护理人员应给予协助和鼓励，使患者仍能维持一个正向的身心状态。

3. 鼓励患者抒发自己的想法

严重抑郁症患者思维过程缓慢，思维量减少，甚至有虚无、罪恶妄想。在接触语言反应很少的患者时，应以耐心、缓慢以及非语言的方式表达对患者的关心与支持，通过这些活动逐渐引导患者注意外界，同时利用治疗性的沟通技巧，协助患者去表述他的看法。

4. 阻断负向的思考

抑郁症患者常对自己或事情保持负向的看法，而这种情形常是不自觉的。护理人员应该协助患者确认这些负向的想法并加以取代和减少。还可以帮助患者回顾自己的优点、长处、成就，来增加正向的看法。此外，要协助患者检视自己的认知、逻辑与结论的正确性，修正不合实际的目标。协助患者完成某些建设性的工作和参与社交活动，减少患者的负向评价，并提供正向的加强自尊的机会。

5. 学习新的应对技巧

利用或为患者创造各种个人或团体人际接触的机会，以协助患者改善处理问题、人际互动的方式，增强社交的技巧。患者的不适应行为常常为周围的某些人所支持，当患者抑郁时常能得到许多的关心与协助，因此护理人员亦要提供适当的教育，协助这些周围的人加强患者适应性的行为反应，忽视不适应行为，从而改变患者的应对方式。